AF500909

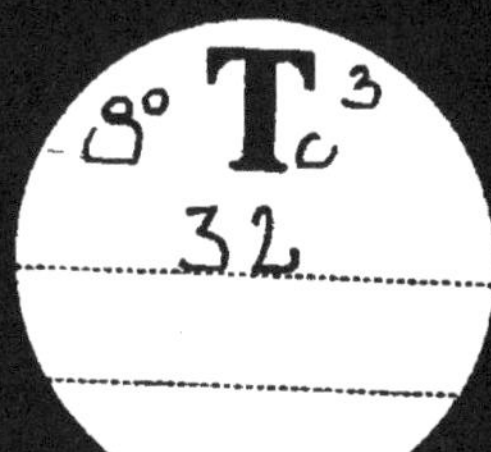
8° Tc3
32

DES INONDATIONS

D'HIVER ET D'ÉTÉ,

OU

TRAITÉ DE L'HUMIDITÉ.

DES INONDATIONS
D'HIVER ET D'ÉTÉ,
OU
TRAITÉ DE L'HUMIDITÉ
PAR RAPPORT
A L'HOMME ET AUX ANIMAUX;
COMPRENANT

L'HISTOIRE MÉDICALE DE L'ANNÉE 1805; CELLE DU CATARRHE ÉPIDÉMIQUE ACTUEL ET DES AUTRES MALADIES RÉGNANTES;

Des Avis aux habitans des pays inondés ou marécageux, et aux artisans qui travaillent dans l'humidité, sur la conservation de leur santé, et l'assainissement des terrains marécageux ou submergés et des habitations humides;

PRÉCÉDÉ

Des moyens de réparer les dommages occasionnés par les débordemens sur les terres ensemencées, les prairies et les foins, extraits des Instructions rédigées et publiées par ordre du Gouvernement.

Par M. CHAVASSIEU D'AUDEBERT,
Docteur Médecin de Paris, Membre de plusieurs Sociétés de Médecine, de Sciences et d'Agriculture.

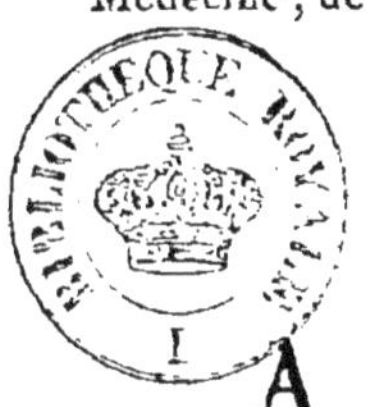

A PARIS,
CHEZ MARCHANT, IMPRIMEUR-LIBRAIRE,
RUE DE LA HARPE, ANCIEN COLLÉGE D'HARCOURT.

M. DCCC. VI.

A SON EXCELLENCE

MONSIEUR LE GRAND CHANCELIER

B. G. E. L. DE LACÉPÈDE,

Sénateur, Membre de l'Institut et de plusieurs Corps savans, et Professeur au Muséum d'Histoire naturelle de Paris.

MONSIEUR,

Ce foible ouvrage que je vous offre en ce moment, est le second que vous permettez que je vous consacre. C'est un besoin pour moi, c'est une jouissance, de rendre à vos éminentes qualités un pur et constant hommage. Tout le monde connoît l'étendue et la beauté de votre science; on loue, on exalte le grand écrivain. Mais ceux qui vous approchent restent encore plus pénétrés. Ils s'étonnent, il est vrai, de cette étendue, de cette variété de savoir que votre modestie ne peut point toujours renfermer; ils sont saisis de cette profondeur, de cette promptitude de jugement avec lesquelles vous entrez dans les sujets les plus divers : ce qui fait qu'on ne vous trouve étranger à aucun genre de connoissances; cependant on est encore plus touché de l'aménité de votre esprit: chez vous la science n'a rien de rude ni de sauvage; elle devient familière et aimable. Que dis-je? votre cœur est un trésor de vertus, de constance et de qualités rares. Je ne fais ici, Monsieur, qu'exprimer un jugement général. Je ne puis point parler foiblement de celui que tout le monde aime et honore. En vous témoignant des sentimens vifs et inaltérables, je voudrois vous marquer aussi tout ce que je dois à vos bontés, à votre amitié, à votre estime. Ce sont là mes meilleurs titres, mes seuls biens et mes plus chères espérances.

J'ai l'honneur d'être avec un profond respect,

MONSIEUR,

Votre très-humble et très-
obéissant Serviteur,

CHAVASSIEU D'AUDEBERT.

TABLE.

TABLE.

FIN DE LA TABLE.

DES INONDATIONS

D'HIVER ET D'ÉTÉ.

Lorsque des inondations viennent submerger les terres labourables auxquelles le cultivateur a confié sa semence, que des rivières débordées couvrent de leurs eaux les prairies, soit à la suite d'hivers pluvieux, soit lorsque la chaleur vivifiante du printemps a fait pousser avec vigueur l'herbe qui doit servir de nourriture aux bestiaux; atterré sous le poids de ses calamités, le cultivateur peu instruit ne voit aucun remède à ses malheurs, aucun adoucissement à ses peines : tout a péri pour lui. Mais l'homme intelligent trouve d'utiles ressources dans l'expérience : il se hâte de faire écouler les eaux qui nuisent à ses récoltes, de confier à la terre de nouvelles semences s'il en est encore temps; il sait rendre moins insalubres les foins poudreux, convertir en un puissant engrais le limon dont les eaux ont couvert ses champs et ses prairies; il préserve ses bestiaux des miasmes délétères qui s'exhalent des terrains limoneux ou inondés, et sait se garantir lui-même de la dangereuse influence d'une constitution trop humide de l'atmosphère. Désirant diminuer les dommages qui résultent de ces fléaux dans les cantons qui en sont frappés, nous avons cru être utiles en réunissant aux Instructions publiées par le gouvernement sur les inondations qui arrivent, soit en hiver, soit en été, les conseils vraiment salutaires de la médecine pour écarter des hommes, et des animaux, les accidens et les maladies auxquels une excessive humidité pourroit exposer leur santé. Nous traiterons donc dans cet opuscule:

1°. Des effets des inondations d'hiver sur les terres ensemencées et les prairies, et des moyens d'en réparer ou d'en diminuer les dommages; 2°. des effets des inondations d'été sur les prairies, avec les moyens de suppléer aux fourrages pourris, et de préserver les animaux des dangers auxquels des foins vasés les exposent; 3°. du régime à suivre et des précautions à prendre pour prémunir les hommes et les animaux contre les maladies auxquelles l'humidité de l'atmosphère les expose; 4°. de l'assainissement des terrains marécageux et des habitations qui ont été submergées.

PREMIÈRE PARTIE.

INSTRUCTION MINISTÉRIELLE.

CHAPITRE PREMIER.

Des effets des Inondations d'hiver sur les terres ensemencées et les prairies, et des moyens d'en réparer ou d'en diminuer les dommages.

En hiver, les dommages que les inondations peuvent causer dans les terres ensemencées en grains ont plus ou moins d'étendue. Si ce fléau s'est porté sur des espaces considérables, les cultivateurs savent que, lorsque leur ouvrage, dans des pièces de terre ensemencées en automne, est détruit entièrement par le séjour de l'eau ou par la gelée, il faut, au printemps, y semer d'autres grains dont la végétation s'accomplit en quelques mois.

En 1709, les blés gelèrent. Dans beaucoup de communes on laboura les champs ensemencés, et on y répandit de l'orge, qui produisit en telle abondance, qu'on souffrit peu de la perte des blés. Certains terrains, trop battus par l'eau, doivent être labourés de nouveau, plus ou moins superficiellement; un hersage préparatoire est quelquefois nécessaire, et, en d'autres circonstances, on peut se contenter de semer et de herser après.

Mais il arrive plus ordinairement que l'inondation et la gelée ne maltraitent que des portions de champs.

Si ces portions sont peu considérables, on peut réparer promptement le mal, en employant une pratique rarement usitée en France, mais dont le succès est assuré. C'est ici que nous ne pouvons nous dispenser de donner des détails.

On prendra des touffes de froment, de seigle ou d'escourgeon que l'on voudra repiquer; on les lèvera avec soin, et on les préservera de la sécheresse.

On les séparera en plusieurs brins, laissant à chacun des racines.

On plantera ces brins à la distance de trois à six pouces les uns des autres, suivant l'*ébat* des plants et la qualité des terres.

Les trous auront environ trois pouces de profondeur.

On se servira d'un plantoir ou d'une cheville ordinaire, comme pour repiquer des légumes, ou, ce qui vaudra beaucoup mieux, d'un plantoir à plusieurs branches qui seront écartées convenablement et assujetties par une traverse dans laquelle on fixera un manche. Avec ce dernier instrument on fait plusieurs trous à la fois.

Avant de planter on remuera la terre, s'il en est besoin, avec les instrumens du pays les plus expéditifs.

Lorsque le temps est sec, il faut choisir l'après-midi pour cette opération : le matin convient également, si le ciel est disposé à la pluie, ou le temps couvert.

Quelques sarclages qu'on fera dans la suite rendront la végétation plus vigoureuse.

L'avantage de cette manière de réparer les pertes partielles des grains, c'est que ce qui est repiqué mûrit aussi promptement que les parties semées en automne, qui ont résisté à l'inondation et à la gelée; en sorte que tout le champ peut être récolté en même temps.

Lorsque les dégâts, sans être immenses, occupent des espaces très-étendus, lorsqu'ils n'ont pas eu lieu par petites places, mais dans des portions continues du même terrain, il est utile de planter à la charrue, opération prompte et facile. Dans ce cas, on doit labourer en faisant des sillons qui n'aient que quatre pouces de profondeur.

De toutes les plantes qu'on peut repiquer au printemps, le seigle est celle qui reprend le mieux, parce qu'il a une végétation plus forte et plus accélérée. Dans toute autre circonstance, il est démontré que le repiquage ne sauroit être avantageux.

CHAPITRE II.

Des effets des Inondations d'été sur les prairies; moyens de faire écouler les eaux, de suppléer aux fourrages pourris, et de préserver les animaux des dangers auxquels des foins vasés les exposent.

ARTICLE PREMIER.

Effets des débordemens des rivières sur les prés.

Les rivières, en débordant, déposent sur les prés, par des alluvions subites, des limons plus ou moins fertiles, plus ou moins abondans. (Ce qui se dit aussi des rivières peut s'entendre, à beaucoup d'égards, des ravins, qui produisent, du plus au moins, les mêmes effets.)

Si ces dépôts limoneux sont gras et non graveleux, si leur couche est peu épaisse, c'est un puissant amendement pour les prés qu'ils recouvrent, quoiqu'un accident pour les récoltes du moment : alors ces dépôts doivent y être précieusement conservés.

Si ces dépôts de bonne qualité sont assez épais pour craindre que l'herbe ne puisse pas les percer, événement assez peu commun, il faut, *lorsque cela est possible*, en enlever la plus grande partie : ce sera une puissante ressource pour les engrais; elle dédommagera avec usure des avances qu'on pourroit consacrer à son emploi.

Lorsque l'excédant de la couche de ces dépôts peut être enlevé pour le répandre sur d'autres terres, principalement sur celles plantées en vignes, il faut auparavant calculer les moyens de transport les plus économiques.

Des ouvriers placés en relais, conduisant des brouettes sur des planches, offrent le meilleur moyen pour retirer des prés, lorsque leur étendue n'est pas trop considérable, les alluvions qu'on veut en extraire ; vient ensuite celui des bêtes de somme, que l'on charge avec des vaisseaux de bois percés de petits trous pour en laisser échapper l'eau surabondante : des camions triangulaires, à bascules, sont à préférer pour de grands travaux, à cause de la facilité de leur déchargement ; ceux qu'on voudroit employer dans les prés devroient avoir des roues dont les jantes auroient environ un pied de large.

L'enlèvement de ces couches limoneuses doit être prompt, afin de diminuer le danger de leurs émanations, qui est toujours proportionné à l'étendue de leur surface, et afin de se ménager au plus la récolte du terrain qu'elles recouvroient. En attendant une saison plus favorable pour les transporter au loin, on peut les mettre en tas sur les bords des prés d'où on les a tirées.

Ces couches limoneuses devroient servir principalement à relever les berges des rivières qui les ont produites, et à diminuer alors les accidens qu'occasionnent toujours leurs débordemens : on pourroit y en déposer plus que moins : cet excédant, après sa maturité, pourroit servir comme un excellent engrais pour les prés ou autres terrains auxquels on voudroit les consacrer. Il faut veiller seulement à ce que ces dépôts amoncelés sur les berges ne puissent pas retomber dans le lit des rivières, dont ils obstrueroient le cours.

Toutes ces terres limoneuses entassées, éprouveront par la chaleur de l'été une fermentation utile à la perfection de l'engrais qu'elles doivent fournir ; car elles sont plus ou moins mélangées : en les répandant ensuite sur les terres immédiatement avant la gelée, elles y recevront, par son action, la division nécessaire à leur effet.

Mais si ces dépôts charriés par l'eau sur les prés, étant de bonne qualité, et leur couche étant trop épaisse pour permettre à la meilleure herbe de croître, leur excédant cependant ne pouvoit en être enlevé faute de moyens d'exécution, il faudroit bien alors renoncer à ces prés et cultiver cette terre nouvelle, comme toute autre qui lui seroit analogue. Après plusieurs hersages pour favoriser l'évaporation de l'humidité, il seroit nécessaire de donner plusieurs labours profonds, afin de détruire les fortes plantes de ces prairies, derniers signes de leur précédente végétation.

Si ce nouveau sol pouvoit être assez promptement préparé, on pourroit encore y semer, avant l'automne, des navets et des turneps : ce seroit un moyen de remplacer, pour les bestiaux, la nourriture que l'ancienne superficie devoit leur procurer, et ensuite, au printemps, y faire des semis de chanvre : enfin, après une culture de deux ou trois années, ces terrains pourroient être remis en prés.

Si ces dépôts, suite des débordemens, sont par couches minces, et de mauvaise qualité, ce qui est infiniment rare, il faut se résoudre cependant à les laisser sur les prés, ils y rendront le service de détruire la mousse, et l'on peut les bonifier. Pour cet effet, le plus tôt qu'il sera possible, on y mêlera avec la herse à dents de fer, une petite quantité de fumier bien consommé; en ameublissant la terre par ce moyen, on procurera à l'herbe qu'elle recouvre la facilité de percer à travers.

Enfin, si ces dépôts, ce qui est peu commun, sont épais et de mauvaise qualité, il faut encore se résoudre à les laisser sur les prés : les cas où ils pourroient être employés d'une manière utile sont trop rares pour établir en principe la nécessité de les enlever ; alors ces prés devront être cultivés comme les autres terres auxquelles ils sont devenus semblables. On observera cependant que ces terrains étant plus humides, ils seront susceptibles de fournir des produits plus abondans, et de recevoir des cultures plus variées. Il ne faut pas oublier qu'avec de l'eau, du sable, des engrais et un travail assidu, on obtient encore des récoltes fructueuses.

On doit se hâter de couvrir ces nouveaux terrains d'une plante quelconque; si légère qu'en soit la ressource pour la nourriture des animaux, leur culture est indispensable pour la salubrité de l'air : la végétation n'est jamais plus belle qu'au milieu des émanations délétères que l'homme ne peut respirer sans de grands dangers ; les plantes au contraire s'en nourrissent, et n'exhalent dans l'atmosphère, à leur place, que l'air le plus pur.

Il résulte de ce qui précède, que les alluvions en général sont moins fâcheuses qu'on ne le croit ; qu'il y a même beaucoup de circonstances où les engrais qu'elles fournissent à l'agriculture peuvent les faire regarder comme une de ses plus puissantes ressources.

Les alluvions procurent d'autres avantages: en relevant des sols fangeux et marécageux, elles les consolident et les rendent alors susceptibles de toutes les cultures les plus productives.

Si les alluvions naturelles sont les sources de ces inappréciables avantages, il faut, lorsque la nature nous assure ce secours, les obtenir par des alluvions artificielles.

Un ruisseau supérieur, une prise d'eau dans une petite rivière, menée dans des temps d'orage sur un terrain, en suivant lentement ses pentes, retenue à propos par des bâtardeaux, pour donner à l'eau le temps de déposer son limon, sont les moyens simples que l'observation nous offre pour imiter la nature.

ARTICLE II.

Mesures à prendre pour les récoltes sur les prés qui ont été submergés, et moyens d'y suppléer.

Au printemps, lorsque les rivières en débordant ont déposé des terres limoneuses sur l'herbe des prés qu'elles ont submergés, leur récolte, par ce dépôt, peut plus ou moins se trouver endommagée, soit dans sa quantité, soit dans sa qualité. L'eau s'écoule, le limon reste; son humidité prolongée peut le rendre dangereux aux hommes, en viciant l'air qu'ils respirent; aux animaux, en altérant leur principale nourriture.

Hâter l'écoulement de l'eau, est un des premiers soins à prendre : on y réussira en lui ouvrant ses débouchés naturels, en lui créant de nouvelles routes par des rigoles, des saignées faites d'après les sinuosités et les pentes du terrain. Des fossés profonds, suivant les circonstances, serviront à recevoir les eaux, lorsque pour le moment d'autres moyens seroient insuffisans. Les terres qui sortiront de ces fossés, pourront être utiles pour opposer de nouveaux obstacles à l'eau, pour en guider le cours, pour recharger même et bonifier le terrain.

Lorsque la nécessité, pour écarter de nouveaux débordemens, doit rendre durable l'établissement des fossés, il est préférable de faire des pierrées souterraines ou fossés couverts, afin de ne rien perdre du terrain de la superficie : l'art de ces constructions consiste à remplir avec des cailloux le sommet de l'angle, ou le fond que forme l'ouverture de la pierrée, de couvrir ces cailloux en travers avec des fagots dont les bouts les dépassant portent sur le terrain, échancré à cet effet, et de recharger le tout d'environ quinze pouces de la terre sortie de l'excavation, en mettant d'abord au fond les gazons qui se trouvent dans cette terre. Les cailloux, les fagots, les gazons, la terre, qui forment cette construction, doivent être tellement distribués, qu'ils arrivent au niveau de la superficie du terrain. Cette superficie étant semée en pré, ne laissera appercevoir aucune trace de la construction qu'elle recouvre.

L'eau étant écoulée, le dépôt qu'elle a laissé étant aussi sec qu'il est susceptible de l'être dans ce premier moment, il ne s'agit plus que de soigner la récolte, si déjà il y en avoit une à l'instant du débordement. Ce qui a été dit dans la première partie, suffit pour indiquer les soins convenables à prendre pour le pré et la salubrité de l'air, dans le cas où cette récolte n'existeroit pas encore ou n'existeroit plus.

Lorsqu'on parle de récolte, on suppose que le foin n'a pas eu le temps de se pourrir entièrement; alors on ne sauroit trop se presser de le faucher: on le transportera, s'il est possible, sur un lieu sec et en pente; là, s'il ne survient point de pluies assez abondantes pour le laver, il sera arrosé de manière à le nettoyer entièrement du limon qui le recouvre; ensuite promptement et complètement fané, afin de lui faire perdre sur-tout une partie de l'odeur qu'il auroit pu contracter.

Si au contraire le foin est tellement gâté qu'il n'y ait aucune espérance de pouvoir le donner à manger aux animaux, il est toujours nécessaire de l'enlever du pré, à moins qu'il n'y en eût cependant que trop peu; son séjour augmenteroit le foyer de putréfaction qui y existe déjà, le rendroit inutile comme fumier (il seroit dangereux comme litière), et suivant l'état où se trouveroit la prairie, il pourroit nuire à sa prochaine récolte : s'il étoit trop pourri, il ne seroit praticable de l'enlever qu'avec des râteaux à dents de fer; la herse, suivant les circonstances, pourroit y suppléer. Cette pratique est encore indispensable, quand bien même il y auroit peu de foin gâté, lorsqu'on auroit l'espérance d'une nouvelle herbe qui ne manqueroit pas d'être altérée par le contact de l'ancienne; d'ailleurs, les restes de cette mauvaise herbe seroient nuisibles aux animaux qui se nourriroient de la nouvelle.

La submersion des prés a pu détruire une partie de la récolte actuelle; c'est là véritablement le mal qu'elle a fait : alors elle prive un certain nombre d'animaux de la nourriture qu'ils devoient attendre de ces prés, principalement pour l'hiver : il faut, autant qu'il est possible, se hâter de remplacer celle qu'on devra leur donner dans cette saison, et de suppléer à celle qu'ils auroient pu prendre sur ces prés mêmes aussitôt leur récolte.

S'il n'est plus temps de semer des végétaux pour les donner en sec aux animaux cet hiver, il faut profiter de tous ceux qui existent maintenant pour en tirer ce parti; telles sont de préférence les feuilles des arbres : pour cet effet on en élague les jeunes branches, on les fait sécher, et on les conserve pour le besoin ; les feuilles qu'il faut surtout préparer ainsi, sont celles d'orme, de tous les peupliers, saule blanc, saule-marsault, sycomore, charme, tilleul, bouleau, frêne, aune, vigne.

La nourriture en sec pour l'hiver, pouvant être extrêmement diminuée, il faut la remplacer par des racines, dont l'usage, suivant les circonstances, pourra se prolonger jusqu'au printemps : telles sont principalement celles des navets, turneps et panais. Les premières seront semées sur les jachères, et devront être employées d'abord, et sur les alluvions des prés, ainsi que les panais, ou dans tous autres lieux convenables.

Pour économiser la nourriture d'hiver et suppléer à celle que les animaux pourroient prendre dans les prés, dont l'entrée pour le moment doit leur être interdite, il faut se hâter de leur créer sur les jachères ou autres terrains, des prairies artificielles momentanées; on les obtiendra en semant des sarrazins, des vesces, des pois gris, spergules, etc.

Dans les lieux où l'usage permet aux animaux l'entrée des prairies aussitôt que la première récolte en est faite, celle des prés submergés doit cependant pour le moment leur être interdite; il seroit aussi dangereux pour leur santé qu'ils y allassent, à cause de la mauvaise qualité de l'herbe, qu'il seroit nuisible qu'ils foulassent le pré avant que le sol en fût entièrement raffermi: le temps que durera cette interdiction, doit être assez prolongé pour que l'herbe puisse se renouveler.

ARTICLE III.

Dangers auxquels sont exposés les animaux qui se nourrissent de foins terrés.

Le plus grand nombre des maladies épizootiques qui, à diverses époques, ont dépeuplé les campagnes de bestiaux, se sont montrées après des inondations qui avoient altéré les fourrages; les maladies charbonneuses, les plus fréquentes et peut-être les plus dangereuses de toutes, ne reconnoissent presque jamais d'autre cause.

Les foins vasés portent avec eux le principe de plusieurs maladies essentiellement différentes.

1°. La terre dont ils sont couverts s'accumule quelquefois dans l'estomac ; elle s'y agglomère, et forme des masses considérables qui peuvent faire périr les animaux dans lesquels elle se trouve.

2°. Il se détache des foins vasés une poussière noire, épaisse, qui, introduite dans les poumons avec l'air inspiré, s'insinue jusque dans les vésicules pulmonaires, les obstrue, les irrite, donne lieu à des toux violentes, à l'asthme sec, à la phthisie pulmonaire.

3°. La vase déposée sur les foins renferme des milliers d'insectes de toute espèce, dont la décomposition infecte le fourrage et le rend la source d'un grand nombre de maladies putrides.

4°. Les foins qui ont été mouillés, lors même qu'ils ne sont pas terrés, conservent le plus souvent un reste d'humidité qui les fait moisir, et leur fait contracter une odeur fétide, qui inspire aux animaux une répugnance que la faim seule peut les forcer à surmonter.

C'est ce commencement de corruption qui donne lieu le plus souvent aux maladies putrides dont sont affectés les animaux ; parce qu'on n'est pas assez généralement persuadé de ses effets, qu'on croit d'ailleurs pouvoir les annuler en mêlant ce fourrage avec des alimens de bonne qualité.

5°. Le foin, par son séjour dans l'eau, perd sa qualité nutritive, et les animaux qui s'en nourrissent dépérissent sensiblement, quoique leur ventre prenne beaucoup de volume.

ARTICLE IV.

Moyens préservatifs et curatifs contre ces dangers.

Le premier et le plus sûr, c'est, quand on le peut, de proscrire entièrement le foin vasé ou moisi de la nourriture des bestiaux. Les sacrifices qu'on fera dans cette circonstance n'ont aucune proportion avec les risques auxquels on s'expose par des motifs d'économie mal entendue.

En mêlant une bonne partie de bon fourrage avec le mauvais, on en diminue sans doute le danger, mais on ne l'annule pas.

C'est une vérité incontestable et trop peu connue, qu'une petite quantité de bons alimens nourrit beaucoup mieux qu'une très-grande quantité de mauvais; d'où il suit qu'il y a bien moins d'inconvénient à ne donner aux animaux qu'une foible portion de bon fourrage, qu'à leur en donner une plus forte dans laquelle il y en auroit d'altérés.

C'est encore une vérité sur laquelle on ne peut trop insister, qu'on donne souvent aux animaux une bien plus grande quantité d'alimens qu'il n'en faudroit pour les bien nourrir. Les animaux comme les hommes, contractent aisément l'habitude de manger au delà du besoin. La ration des chevaux du Midi n'est guère que le quart de celle des nôtres, ce qui ne tient pas uniquement à la meilleure qualité des alimens; car en Angleterre, où les chevaux de labour sont de très-grande taille, ils consomment un tiers de moins que ceux de France, et n'en font pas moins d'ouvrage.

Plutôt que d'employer des fourrages vasés ou moisis, il vaut mieux diminuer momentanément le nombre de ses animaux.

Si l'on étoit réduit à la nécessité absolue de faire consommer des fourrages viciés, ce qui n'est que trop ordinaire, on en diminueroit le danger par des précautions prises tant dans la préparation du foin que dans sa distribution aux animaux.

C'est une bonne pratique que d'entremêler le foin qui a été submergé, avec de la paille, couche par couche, en ayant soin que celles de paille soient toujours les plus épaisses.

Rien de plus propre à prévenir les effets de la putréfaction, que le sel dont on saupoudre chaque couche de fourrage. Il est bon de l'égruger le plus qu'il sera possible. On peut en employer environ une livre par quintal de foin vasé.

Lorsque le foin n'a pu être lavé, et qu'il est poudreux, il est indispensable de le bien secouer avant de le donner. Cette opération doit toujours se faire hors de l'écurie, de l'étable ou de la bergerie, qu'elle rempliroit d'une poussière épaisse, nuisible aux animaux.

Si le foin n'a point été salé, il sera très-bon de faire dissoudre une livre de sel dans un baquet d'eau contenant cinq à six seaux, et d'y plonger le foin avant de le mettre dans les râteliers, ou de l'asperger d'eau salée avec un balai.

Il faut bien se garder de mouiller le foin avant de l'avoir secoué, comme cela se pratique trop souvent. On prévient bien par ce procédé la séparation de la poussière, qui fait tant de ravages dans la poitrine des animaux ; mais on la fixe sur chaque brin de fourrages, et ce n'est qu'un moyen de plus pour la leur faire avaler et la fixer dans leurs estomacs.

Pendant tout le temps que les animaux sont à l'usage de fourrages altérés, il convient de mêler de temps en temps dans leur boisson quelques verrées de vinaigre, ou quelques gouttes d'acide vitriolique. On en connoîtra aisément les doses convenables, en goûtant l'eau, qui doit alors imprimer sur la langue une très-légère et agréable acidité. Si les animaux la refusoient, il faudroit la leur faire avaler; et dans ce cas, comme le volume seroit beaucoup moins considérable, on peut employer proportionnellement une plus grande quantité d'acide, de manière cependant qu'en goûtant la boisson on ne la trouve que très-désagréable.

Dans le cas où, malgré ces précautions, on reconnoîtroit quelques animaux affectés de maladies qui eussent des caractères de putridité, il ne faudroit point hésiter à passer quelques sétons non seulement aux animaux attaqués, mais encore à ceux qui seroient menacés de l'être, ayant participé à la même cause.

SECONDE PARTIE,

OU

TRAITÉ DE L'HUMIDITÉ

PAR RAPPORT A L'HOMME ET AUX ANIMAUX.

Par M. le Docteur CHAVASSIEU d'AUDEBERT.

CHAPITRE PREMIER.

RÉFLEXIONS GÉNÉRALES.

En établissant ici les effets directs de l'humidité sur l'homme, nous rattacherons les observations générales aux circonstances et à la saison actuelles. Après avoir donné l'histoire médicale de l'année 1805, nous décrirons le catarrhe épidémique qui règne en ce moment dans plusieurs contrées, et spécialement à Paris. Nous exposerons les dangers des lieux humides, les moyens d'assainir les habitations et d'arrêter les premières impressions qu'on en peut avoir reçu.

Il est nécessaire de distinguer l'humidité combinée avec la chaleur de celle qui se complique avec le froid : dans l'une et dans l'autre, les effets sont très-différens. Il s'ensuit que l'humidité agit diversement selon les climats, et que la diversité des saisons apporte aussi des modifications essentielles. La chaleur, jointe à l'humidité, donne lieu à des maladies plus violentes et de moindre durée. Les solides du corps humain sont alors promptement affaissés, et les fluides tendent à une altération rapide et profonde; les humeurs deviennent virulentes, et les maladies prennent un caractère de contagion très-remarquable. Les intempéries froides et humides, au contraire, produisent des maladies de long cours et moins violentes dans leurs symptômes. Il est rare que les affections auxqûelles ces températures donnent naissance deviennent contagieuses. Il est même assez fréquent de voir qu'elles éteignent des maladies contagieuses qui étoient nées sous d'autres influences. Chaque saison s'approprie donc certaines maladies, et souvent imprime un caractère très-particulier à celles qui sont communes à toutes les époques de l'année; de sorte qu'une maladie quelconque devroit être regardée différemment dans chacune des quatre périodes de l'année. Ce ne sont point là des distinctions classiques; mais elles n'en sont pas moins réelles. Un praticien attentif et studieux les vérifie à chaque pas qu'il fait dans l'exercice de son art ou dans l'avancement de son instruction ; car, combien de points de vue utiles et délicats qui nous avoient échappé pendant long-temps, et qui nous frappent à la fin ! D'après la distinction que je viens de faire, nous trouverons, pour l'esquinancie par exemple, qu'elle sera inflammatoire au commencement du printemps ; elle se joindra aux éruptions cutanées, miliaires, scarlatines ou pétéchiales en été; tournera en flogose gangreneuse dans le passage de l'été à l'automne ; enfin, ce sera l'angine aqueuse ou flegmatique qui se fera remarquer sur la fin de l'automne et au commencement de l'hiver. Tel est le résultat de l'observation, et ce résultat peut s'appliquer à un grand nombre d'autres cas. Si ces choses-là ne s'offrent pas toujours de cette manière, c'est la faute de notre attention, et dans les exceptions apparentes, s'il y a interversion dans les maladies, il y a pour l'ordinaire interversion dans la saison : car une saison dérangée appelle les maladies et les autres phénomènes de la saison dont elle approche le plus. D'ailleurs, en supposant qu'il y eût des circonstances qui ne pussent pas rentrer dans les règles communes, ce n'est point une raison pour les rejeter, il suffit que la généralité des cas s'accorde, pour que le jugement soit bien porté. Lorsqu'on exige davantage, on exige trop. En voulant atteindre une vérité absolue, qu'on ne rencontre jamais, on abandonne des principes certains et utiles, qu'il ne faudroit prendre que dans un sens juste et modéré.

CHAPITRE II.

Histoire de la constitution médicale de 1805, pour Paris.

Mais, venons à l'objet principal et immédiat qui doit nous intéresser en ce moment, c'est-à-dire à l'état présent de la température et des maladies. Après deux années de chaleur et de sécheresse excessives (1803 et 1804), on devoit s'attendre à une constitution opposée; car les températures se succèdent et se font équilibre, assez ordinairement les saisons se compensent, les années se compensent. Ces alternatives sont très-régulières vers l'équateur. Dans la zone torride tout est excessif, mais tout y est régulier et prévu. Les vents, les pluies, les sécheresses, la chaleur, les maladies, tout y a des périodes réglées. Chez nous, certains effets de l'atmosphère sont moins forts, mais plus inconstans. La chaleur varie plus ici dans une matinée qu'elle ne fera dans telle contrée équatoriale pendant une année entière. Il est donc presque impossible de déterminer dans notre zone le retour d'une époque précise, par la connoissance de celle qui a précédé immédiatement. Mais en comprenant une succession de temps, en réunissant une série de durées, on peut facilement prévoir la série qui succédera, et ce pronostic est d'autant plus sûr, que les qualités de la température ont été plus prononcées, et les effets plus violens. Il étoit donc naturel, après les plaintes qu'on avoit formées si long-temps sur les effets d'une aride sécheresse, de penser et de prévoir qu'il succéderoit une température fort différente. Depuis long-temps j'avois établi cette présomption pour l'année qui vient de s'écouler, et beaucoup de personnes à qui j'en avois fait part ont vérifié ce que j'avois avancé. Au reste, je suis loin de former des prétentions singulières sur ce genre de connoissances. Je ne pense point comme les personnes qui veulent faire de la météorologie une science de divination ; mais je suis assuré qu'on peut, dans une infinité de circonstances, tirer des inductions très-satisfaisantes ; et lorsque ces inductions se trouvent fausses ou incertaines, cela provient de trois causes: 1°. de ce qu'on croit que toutes les époques et tous les momens peuvent donner occasion à des remarques suffisantes ; 2°. de ce que notre climat est très-variable, comme j'ai dit plus haut, par la raison que chacune des causes modificatrices est plus foible chez nous, et se trouve balancée par d'autres, ces causes se combattant et se neutralisant ; 3°. enfin, nous ne rassemblons pas assez d'élémens pour les conjectures que nous voulons former. Ce n'est pas sur un ou deux signes qu'il faut les établir, mais sur un calcul complexe. Si, avant d'établir un jugement, nous voulions nous donner la peine de rassembler plusieurs notions actuelles sur la latitude et la longitude du soleil, sur la correspondance des planètes, sur les divers aspects et les mouvemens de la lune, sur l'état actuel des vents, de la chaleur, de l'humidité, de la pesanteur barométrique de l'air, sur les progrès directs ou rétrogrades de la chaleur, sur les couleurs du ciel, sur les circonstances qui ont précédé, on feroit des raisonnemens assez justes et assez vrais pour le temps qui succède, et l'on obtiendroit des résultats infiniment curieux ; mais on voit combien il en coûte d'attentions. Ce n'est ni le vulgaire, qui juge sur des rapports trop grossiers, ni même quelques hommes instruits, qui ne s'attachent qu'à un système favori, abandonnant les autres données, et quelquefois les données les plus essentielles, qui peuvent satisfaire l'esprit des autres, en supposant qu'ils puissent satisfaire le leur propre. Nous ne nous arrêterons pas sur ce sujet, parce que nous reconnoissons facilement que la précipitation ou l'esprit de système font souvent porter de faux jugemens. Je me suis livré, pendant quelques années, à des observations et à des remarques infiniment minutieuses, à Versailles, en m'occupant de la composition d'un ouvrage sur l'air et ses influences. J'ai fait ou réuni, sur les qualités de la seule année 1802, comparée de Paris à Versailles, près de quarante mille observations ou calculs, et j'avoue qu'avec tous les résultats comparatifs que je me suis faits sur le climat de Paris, et malgré tout le penchant que je peux avoir, je m'abstiens le plus souvent de former des jugemens ou des pronostics, parce que le temps me manque pour en rassembler les bases, et le moment opportun échappe. La météorologie se compose de calculs compliqués et d'observations variées ; elle est difficile, elle doit donc être circonspecte. C'est se compromettre que d'en parler imparfaitement. Il en est d'elle comme de la médecine : on les ridiculise, on les calomnie, parce qu'on voit des décisions légères, et parce qu'on veut soi-même juger avec l'imperfection de ses propres idées.

L'année 1805 a été notablement froide, et assez humide. L'hiver a été généralement très-inégal, il y a eu de très-fréquentes successions et de grand froid et de grande humidité ; le printemps a anticipé sur l'hiver ; le beau temps a commencé à se montrer, et a beaucoup avancé la végétation ; mais le reste de cette saison a été très-variable, et en somme elle a été fraîche, humide et orageuse. L'été s'est passé sans qu'on ait éprouvé des chaleurs ; le froid au contraire s'est souvent fait sentir, les fruits ont mal mûri et ont été sans saveur ; sur le même arbre la végétation étoit très-inégale : le même fruit étoit pourri d'un côté et vert de l'autre. La vendange s'est faite fort tard, et le raisin s'est récolté en beaucoup d'endroits presque vert ; j'ai vu même plusieurs jardins à Paris où le raisin de treille n'a pas mûri, sur-tout dans les berceaux ombragés, ou dans les lieux qui n'étoient pas exposés très-favorablement. L'automne n'a eu que quelques intervalles de beau, et a été généralement froide. Sur la fin de cette saison, a succédé une température très-humide : cette humidité a été interrompue par quelques jours de froid sec qui s'est fait sentir dans le courant de janvier ; et après cette période de gelée, les pluies, les averses, les orages, les inondations, ont succédé ; et tel est encore l'état du ciel, au moment où nous écrivons, c'est-à-dire au milieu de février. On apprend de beaucoup d'endroits de la France, que les rivières ont débordé, et que des terrains nombreux sont couverts par les eaux. Les rivières de l'Allemagne et de la Hollande sont sorties de leurs lits, ont intercepté beaucoup de communications, et ont inondé des contrées tout entières.

En hiver il y a eu des affections rhumatismales, des pleurésies bilieuses, des catarrhes, des fièvres rouges. Les maladies du printemps, quoique rapprochées de celles de l'hiver, ont eu de l'énergie et un caractère sanguin, joint à beaucoup d'irritation. Il a régné beaucoup de fièvres intermittentes, bien plus longues et plus rebelles que dans les printemps ordinaires, et particulièrement des doubles tierces ; j'ai remarqué dans celles que j'ai eu à traiter, que les astringens et le quinquina ne réussissoient que médiocrement, surtout s'ils n'étoient pas étendus dans un véhicule abondant. Il y a eu dans cette saison beaucoup d'hémorragies et particulièrement des saignemens de nez qui se sont prolongés jusqu'au milieu de l'été ; quelques vomissemens de sang, et des pertes utérines, des jaunisses, des éruptions dartreuses et fugaces, des céphalalgies sanguines, des coqueluches, sur-tout des aphthes; des scarlatines angineuses, et quelques fièvres malignes continues. J'ai traité une de ces fièvres sur un enfant de huit mois qui n'avoit jamais teté; de légers toniques ont paru le rétablir entièrement; mais peu de temps après, une rechute l'a fait périr. Il y a eu des toux avec fièvre, et quelquefois avec point de côté; les sudorifiques ne convenoient aucunement; mais les délayans, les tempérans et les mucilagineux. Dans plusieurs personnes, une toux d'irritation s'est beaucoup prolongée, et a cédé au régime tempérant et aux bains.

L'été a offert les apparences et les affections de l'automne. Il y a eu beaucoup de rhumatismes, de douleurs de goutte, d'affections vaporeuses. J'ai remarqué des fièvres lentes nerveuses, ainsi que des fièvres pituiteuses, quelques fièvres putrides; des fièvres intermittentes, des maux de gorge, des érysipèles et des vomissemens; des ébullitions, des furoncles, des ophthalmies. Beaucoup de jeunes chiens se sont communiqué ce qu'on appelle la maladie, qui est une fièvre maligne, avec symptômes de catarrhe et de toux. Cette maladie a duré plusieurs mois, sur ceux que j'ai eu l'occasion d'observer. Quelques uns ont succombé; quelques autres ont eu une paralysie des extrémités postérieures. J'ai employé contre ce dernier accident, de petites doses de camphre dans de l'orgeat, et avec beaucoup de succès.

L'automne s'est ressentie de la même constitution, et a présenté la plupart des maladies de la saison précédente. Les dyssenteries, les cours de ventre, les hémorroïdes, les coléra, se sont joints aux autres maladies dont nous venons de faire mention; mais avec un caractère d'atonie et de vive irritation, plutôt qu'avec une marche aiguë et inflammatoire. Les calmans anodins m'ont réussi dans presque tous les cas. Il y a eu des hydropisies qui ont commencé dans cette saison: d'autres qui, datant de loin, ont acquis de la rapidité, et ont fait périr les malades en peu de semaines. On a remarqué quelques petites véroles, genre de maladies qu'on ne rencontroit presque plus depuis long-temps. Les chiens ont été sujets à des maladies vermineuses et à la rage-mue, espèce de convulsion qui simule l'épilepsie; il faudroit l'appeler éclampsie, puisque les accès sont passagers, et ne sont pas assujettis à des retours réglés. Au surplus les chiens sont également atteints de la véritable épilepsie. J'ai vu au commencement de l'automne, des oiseaux pris d'accès de goutte se manifestant par le gonflement et la vive sensibilité du tarse et de la base des phalanges et par la claudication. Je crois avoir observé que les oiseaux qui prennent plaisir à se baigner fréquemment, comme les sansonnets, sont principalement exposés à ces enflures d'articulation. J'ai vu un de ces oiseaux guérir promptement, en le réchauffant et en lui baignant les pattes dans du vin chaud.

Tel est, pour l'année 1805, le plus fidèle résumé de ma pratique, et de celle de quelques uns de mes confrères, avec qui j'ai des communications : au total pourtant il leur a semblé, ainsi qu'à moi, que l'année a été peu maladive. Cette année a été moins froide et moins sèche que 1740, qui fut aussi peu maladive, si l'on excepte les inflammations du printemps d'alors ; enfin elle a la plus grande analogie avec la troisième épidémie d'Hippocrate ; c'est-à-dire la constitution froide et sèche qui enfanta la plupart des maladies que nous venons de remarquer, et qui fut également peu meurrière.

CHAPITRE III.

Histoire de la Fièvre catarrhale actuelle, et des autres maladies de l'hiver de 1806.

On ne s'étonnera pas des détails où nous sommes entrés; car en médecine, on ne juge jamais bien les épidémies régnantes, si l'on ne remonte à l'histoire du temps antérieur. Nous avons esquissé cette histoire; il nous faut donc considérer ce qui se passe actuellement sous nos yeux. Le mois de décembre dernier forme l'époque d'une nouvelle constitution maladive. La précédente, celle d'automne, avoit établi son siége et ses effets vers le bas-ventre; celle-ci dirige ses mouvemens vers la tête et vers la gorge, d'une manière très-marquée. Son second caractère est d'agir profondément sur la lymphe, sur les glandes et sur les membranes muqueuses. Dès le mois de décembre, les fluxions sur l'ensemble de la tête, sur les dents, sur les oreilles, sur la gorge, ont été très-fréquentes. Les ophthalmies se sont manifestées en même temps, quoique moins nombreuses que les autres flegmasies. Les rhumatismes se sont multipliés, ainsi que les attaques de goutte qui sont devenues irrégulières et mobiles. J'ai vu, entr'autres, une goutte ambulante se manifester d'abord à la partie supérieure du bras, sur une jeune dame qui en est fréquemment atteinte; un remède spiritueux a fait porter sur-le-champ la douleur sur les dents et a causé avec cela un violent mal de tête, avec un peu de gonflement du visage. La goutte, quelques jours après, s'est reportée à l'orteil : de là elle est revenue naturellement à l'avant-bras, et a fini par faire enfler de nouveau la figure, en causant de plus une ophthalmie. On a également remarqué des paralysies et des apoplexies au commencement de l'hiver.

C'est au milieu de cette série épidémique d'affections fluxionnaires et pituiteuses, que la fièvre catarrhale épidémique, autrement dit la grippe, s'est déclarée dans le commencement de janvier. Le moment précis où elle s'est montrée, est cet intervalle de froid sec qui a interrompu les temps humides. Si nous voulons nous souvenir de l'épidémie de 1803, nous remarquerons que c'est dans la même circonstance de sécheresse et de froid qu'elle s'est montrée également dans le mois de janvier; il y a un grand rapport entre cette sorte de température, et l'apparition de la fièvre catarrhale et même son intensité : car il est à noter que le froid de 1803 fut plus vif et plus continu : aussi l'épidémie de cette année-là fut-elle beaucoup plus répandue, plus violente et plus meurtrière. L'inquiétude alors étoit générale, l'effroi étoit semé dans plusieurs cantons. Il paroît bien certainement que l'impression du froid est la cause déterminante, et cette cause a d'autant plus d'énergie que l'humidité antérieure a moins disposé les corps à lui résister. L'on peut même assurer que l'humidité nuit moins par elle-même que par l'intervention du froid ou de la chaleur qui viennent s'y joindre. Il n'est rien de si commun que de voir les effets subits du froid direct. M'étant trouvé exposé pendant quelques instans à un air froid, après avoir quitté mes vêtemens, il m'est arrivé d'être pris sur-le-champ d'une légère dyssenterie. Il suffit de diminuer son habillement pour être saisi au bout de peu d'heures, quelquefois à l'instant même, de douleurs de membres, de tête ou de poitrine, de rhume, de mal de gorge, ou d'enchifrenement. C'est ce que nous voyons tous les jours. Or ces effets sont d'autant plus marqués, que les corps sont déjà mal disposés par les intempéries humides, ou par une mauvaise complexion. Le froid nuit en deux occasions principales; d'abord lorsqu'il agit sur un seul point de la surface du corps, comme les pieds, le ventre, les bras, etc. Car un froid général répandu sur toute la surface du corps entraîne beaucoup moins de danger qu'un froid partiel; en second lieu, le froid nuit indispensablement, si l'on n'a pas la force d'y résister ; il fortifie et ranime, lorsque la vigueur du corps lui résiste ; il accable, quand la réaction vitale se trouve inférieure.

L'affection catarrhale qui règne depuis un mois, est une fluxion sur les membranes de la gorge, des bronches, ou des narines. Elle se montre quelquefois comme un simple coryza; d'autres fois elle prend la forme de l'angine, et le plus communément celle du rhume avec fièvre, mais très-fréquemment aussi il y a complication de deux de ces affections, et même de toutes les trois. En général, les malades sont pris, dès le début, de malaises, de dégoûts, de frissons vagues et répétés, d'un grand mal de tête, de lassitudes et de grandes douleurs dans les membres ou dans le dos; quelques uns éprouvent des tiraillemens dans les mollets. Le pouls dans les commencemens est foible et concentré. Cet état dure quelquefois deux, trois, et même quatre jours; après quoi une chaleur forte se joint aux symptômes précédens. La toux survient avec l'oppression; la fièvre redouble tous les soirs; le pouls est fort et assez développé. J'ai vu sur quelques personnes la fièvre se montrer en hémitritée, c'est-à-dire que le redoublement étoit, à jours alternatifs, plus fort et plus foible, comme dans les doubles tierces rémittentes. L'expectoration est d'abord en petite quantité, et par la suite elle devient abondante et juge la maladie en dix ou quinze jours. Le catarrhe épidémique n'a pas toujours cette simplicité. Chez quelques personnes il se joint un état de prostration plus marqué; quelques autres éprouvent des dérangemens plus manifestes des premières voies; elles ont la bouche amère, la langue blanche, avec des renvois ou des nausées, et même des vomissemens; quelquefois la diarrhée survient sur la fin de la maladie. J'ai vu ce symptôme sur un enfant de trois ans, dans le fort de son catarrhe avec un état d'assoupissement, et sur la fin il s'est joint un léger flux de sang.

Les hémorragies ont lieu très-fréquemment, sur-tout chez les jeunes sujets: un enfant de huit ans a eu, dans les premiers jours de sa fièvre catarrhale, douze ou quinze saignemens de nez avec une fièvre considérable; la maladie n'en a pas moins parcouru toutes ses périodes. J'ai soigné plusieurs femmes qui ont eu leurs règles dans le cours de leur rhume, et cette circonstance n'y a rien changé; je n'ai pas même remarqué qu'elles en aient éprouvé quelque soulagement. Il est arrivé seulement que la fièvre catarrhale a avancé l'époque ordinaire des règles, et les a rendues plus tumultueuses, en causant beaucoup d'agitation. J'ai trouvé cela si sensible, que j'ai annoncé à plusieurs femmes un retour qu'elles n'attendoient point, par l'état d'agitation et d'insomnie qui survenoit d'une manière extraordinaire dans le cours du catarrhe. J'ai vu quelques personnes avoir des sueurs très-abondantes pendant plusieurs jours, soit naturellement, soit par les moindres boissons chaudes, mais je ne les en ai pas vues soulagées. Il paroît n'y avoir de véritable crise que celle qui se fait par l'expectoration. Les crachats se sont très-souvent trouvés teints de sang, sur-tout chez les personnes dont la poitrine est délicate ou qui sont sujettes à des crachemens de sang; mais cette circonstance n'exige pas l'emploi de la saignée, et cette épidémie généralement n'admet pas ce moyen.

Tels sont les symptômes les plus communs, et la marche la plus ordinaire du catarrhe épidémique qui règne en ce moment. Il subit des modifications particulières selon qu'il se complique avec telle ou telle autre maladie. Il y a près de moi un enfant de deux ans qui a éprouvé le rhume étant atteint d'une fièvre double tierce; la fièvre catarrhale s'est guérie, mais la fièvre intermittente persiste encore. Quand le coryza se joint au catarrhe (ce qui est très-commun) on le sent d'avance par une pesanteur de tête très-incommode, et par une douleur compressive dans le fond de chaque œil :

on éprouve l'enchifrenement, l'éternuement la perte momentanée et l'odorat : la membrane des narines se décharge d'une matière abondante, muqueuse, et souvent sanguinolente. Lorsque le catarrhe se complique avec l'angine, on ressent de la douleur et de la chaleur dans le fond de la gorge; cette partie et les glandes sous-maxillaires s'enflamment et s'engorgent plus ou moins; l'enrouement se joint à la fatigue de la voix.

La maladie diffère encore, et pour les symptômes et pour les dangers, dans les divers tempéramens et dans les divers âges. Elle se termine plus promptement chez les enfans : ils expectorent beaucoup moins : l'assoupissement, les saignemens de nez et la diarrhée leur sont familiers. L'expectoration est abondante chez les vieillards et prend d'ordinaire une telle durée, qu'en voyant leurs crachats et leur état de dépérissement, on croiroit ces individus attaqués d'une phthisie confirmée, sans les bons effets du printemps sur ces corps débiles : ils renaissent dans la belle saison et échappent à de longues souffrances par les bienfaits de la chaleur. Les adultes d'une constitution forte et saine, livrés à une vie laborieuse, les personnes de peine, les domestiques, sont plus légèrement affectés par la fièvre catarrhale ; ils en sont aussi plus tôt délivrés. J'ai vu plusieurs maisons où tous les domestiques se sont ressentis du rhume épidémique, et s'en sont délivrés seuls en observant à peu près le régime et les attentions que j'avois prescrits pour les maîtres. Cependant, quelque légère que soit la maladie pour la généralité des individus, on ne sauroit assez avertir que les personnes foibles la ressentent vivement, et que les gens robustes qui abusent de leurs forces et se jouent des remèdes incendiaires, exposent leur santé et leur vie. Les femmes délicates, les hommes de cabinet, et tous ceux qui mènent une vie sédentaire, sont gravement incommodés. Plusieurs sont promptement exténués, et tombent dans une maigreur dont ils relèvent avec peine. D'autres finissent par un état de consomption : leur toux devient habituelle, et la suppuration du poumon succède après un état de langueur plus ou moins prolongé. J'ai vu quelques femmes qui avoient essuyé la fièvre catarrhale de 1803, les unes dans le temps de l'allaitement, d'autres après des crachemens de sang habituels, tomber dans la phthisie pulmonaire confirmée, dont elles sont mortes après avoir langui pendant un ou deux ans.

Un rhume n'est donc pas une chose aussi indifférente et aussi légère qu'on se l'imagine communément. C'est se livrer au hasard et courir des chances dangereuses, que de négliger les attentions et de se reposer sur les conséquences. Les moyens à employer sont de deux sortes : ils tendent à prévenir la maladie, à la modérer et à la guérir. Il est impossible de donner pour les cas graves des règles absolues de traitement : ce qui convient pour un individu fort et pléthorique, n'est pas ce qu'il faut à une personne foible et irritable. Ce qui étoit bon dans une épidémie antérieure ne s'applique pas entièrement à une épidémie nouvelle. Par exemple, le catarrhe de 1803 étoit plus inflammatoire que celui d'aujourd'hui, et fut beaucoup plus inquiétant et plus meurtrier (1). Celui-ci, plus doux et moins aigu, se juge et se traite par les moyens ordinaires. Nous avons vu plus haut que la crise la plus commune et presque la seule décisive étoit l'expectoration. Je ne pense donc pas qu'il faille beaucoup insister sur les sudorifiques. Il faut sur-tout éviter les sudorifiques violens. Les cordiaux, les spiritueux ne peuvent qu'échauffer et augmenter la fièvre et troubler le mouvement de la fluxion; donnés sur-tout dans le principe, ils peuvent changer

(1) Cependant il est des contrées où le catarrhe épidémique actuel se montre avec plus de violence. A Marseille sa durée est plus courte qu'à Paris. Il se termine en quatre ou six jours; dans le Piémont, il est plus inflammatoire que chez nous. Dans le Lyonnais, il a été fort meurtrier.

absolument le caractère de la maladie. Le catarrhe est une simple fluxion muqueuse, une fausse inflammation qui n'attaque que les surfaces des membranes. Mais si, dans ce cas-là, on fait prendre des remèdes violens et chauds, la maladie se change en fluxion sanguine, en véritable inflammation, non pas seulement des parties membraneuses, mais du corps même du poumon. Ce qui n'étoit qu'un rhume devient une péripneumonie. La terminaison en est infiniment plus douteuse et plus grave ; car le résultat peut être ou la suppuration, ou la gangrène interne. Qu'on juge donc de l'imprudence de ceux qui, se jetant tête baissée dans des conseils téméraires et audacieux, risquent, pour une affection légère, de se donner une maladie mortelle. L'événement semble quelquefois autoriser leur témérité ; mais ces succès sont fortuits. Il est effectivement des cas assez indifférens et assez légers, qui n'amènent pas de catastrophes, il est même des circonstances qui peuvent admettre l'usage du vin, des aromates, en un mot des cordiaux ou des fortifians. Mais quand on les emploie sans distinction, c'est pur hasard, c'est pur bonheur si l'on rencontre juste, et l'on ne doit pas faire une règle sur une, sur dix exceptions. J'ai vu des personnes d'un grand mérite, et raisonnant d'ailleurs très-juste, tomber dans cette inadvertance et dans ce faux raisonnement: il faut donc peu s'étonner de voir le peuple se livrer inconsidérément à l'empirisme et aux conseils absurdes. Les événemens heureux se répandent et sont prônés; les événemens les plus communs, les aventures sinistres ne sont connus que des médecins. Souvent ceux-ci sont assez discrets et assez prudens pour ne pas condamner avec éclat ce qui s'est passé, afin de ne pas inspirer des regrets terribles et pour ne pas jeter des familles entières dans le désespoir. Mais que de leçons profondes ils emportent dans ces malheureuses circonstances ! Je puis assurer avoir été appelé plusieurs fois en des occasions semblables, pour des malades de campagne, à qui, dans un catarrhe pulmonaire ou même dans des fluxions de poitrine et de gorge, on avoit fait prendre de l'eau-de-vie brûlée, du vin chaud avec de la cannelle, etc. etc. Dans plusieurs de ces occasions, j'ai trouvé les individus morts ou à la dernière extrémité. J'insiste sur cet article, parce que les cas de cette nature sont très-communs; et pour ne pas nous écarter de notre objet, de la maladie régnante, je crois que lorsqu'elle devient dangereuse ou mortelle, c'est, la plupart du temps, par des imprudences comme celles dont nous parlons. Il est quelques cantons aux environs de Paris où elle est devenue meurtrière ; mais il est probable que le défaut de soins, et, ce qui est pis encore, les soins mal entendus, ont causé quelques mortalités. La première règle, pour le peuple et pour les gens du monde, dans tous les cas d'indispositions, et encore plus dans les circonstances menaçantes, est de s'abstenir de toutes les choses qui ont des qualités excessives. La médecine expectante, qui est souvent d'un si grand secours pour les médecins, doit être la première et la seule médecine dans les mains du peuple. Il suffit d'avoir l'esprit droit pour sentir la nécessité de cette retenue. Dans les arts les plus ordinaires, dans la conduite habituelle de la vie, on s'abstient d'agir quand on n'est pas assez éclairé; on se fait une loi de consulter les gens experts : et quand il s'agit de son existence, on veut trancher et décider en aveugles !

Non seulement donc il faut faire un choix judicieux des remèdes qui conviennent à une maladie, mais on doit encore les placer à propos et saisir l'instant de leur application. C'est dans le commencement d'un rhume ou d'une fièvre catarrhale qu'il faut employer les sudorifiques. Dans le cours de la maladie, il faut faire usage des adoucissans et des pectoraux; ce n'est que sur la fin, lorsque tous les signes d'inflammation sont dissipés, et que la toux et l'expectoration prolongées tiennent à un état de relâchement et de foiblesse générale, ou bien à l'atonie partielle des poumons, que les toniques ménagés et bien entendus doivent être permis.

Dans le principe du catarrhe, il peut être utile de favoriser la sueur et de détourner l'irritation interne, en rappelant les forces vitales vers les parties extérieures. On fera prendre quelques légères infusions de bourrache et de chiendent miellées, ou bien un thé de violette et de coquelicot. Pour les personnes nerveuses et d'un tempérament lymphatique, on ajoutera le tussilage, la feuille d'oranger et les fleurs de tilleul. Mais dans les cas les plus communs, et pour les sujets d'un tempérament sec et bilieux, il suffira de quelques boissons simples, aqueuses et chaudes, comme des bavaroises faites avec le sirop de violette ou de capillaire : car ce qui fait le plus d'effet dans les sudorifiques, c'est la quantité du liquide qu'on prend et sa chaleur. J'ai soigné, il y a peu de jours, Madame L*** qui, dans le commencement du catarrhe, a éprouvé une sueur abondante et presque continuelle pendant trois jours, sans boire autre chose que de l'eau d'orge coupée avec un peu de lait. S'il peut être utile de favoriser les sueurs dans les commencemens du catarrhe, il est encore plus nécessaire de les favoriser quand on veut prévenir l'invasion de la maladie ; ceux qui cherchent à s'en préserver peuvent faire un usage avantageux des légers diaphorétiques, des boissons chaudes prises le soir, en s'abstenant de souper. Il est utile sur-tout d'y recourir lorsqu'on vient de s'exposer à l'humidité, dans le cours des occupations journalières, ou lorsqu'on s'est trouvé saisi par la pluie ou par le froid. Alors quelques tasses de thé, quelques petits verres de punch fait avec moitié eau et moitié vin blanc, ou bien de l'orangeade préparée à l'eau bouillante, peuvent produire le meilleur effet. Dans le second temps de la maladie, les adoucissans conviennent ; on prendra de l'hydromel simple ou bien préparé avec des décoctions de figues, de pistaches ou de pignons doux. Les tisanes pectorales, les dissolutions gommeuses, les émulsions, l'eau de veau ou de poulet, et principalement la décoction d'orge, soit seule, soit avec la réglisse et le capillaire ou autres de ce genre, sont les moyens efficaces qui calment la chaleur de la poitrine et facilitent l'expectoration. Le catarrhe cède ordinairement à ces moyens aussi simples que doux. Cependant il est des cas ou des complications qui exigent des moyens particuliers, et que nous devons préciser. Lorsque la chaleur de la poitrine et le mal de tête ont une certaine intensité, on peut employer des lavemens adoucissans, préparés avec les feuilles de mauve, la racine de guimauve ou la graine de lin. Si les crachats sont difficiles, tenaces, quelques doses d'oxymel simple, mélangé avec quelque sirop ou des quantités encore plus petites d'oxymel scillitique, exciteront un peu le poumon, et faciliteront le dégorgement de la poitrine. Lorsque la toux sera très-forte et quinteuse, quelques juleps adoucissans, avec le sirop de violette ou de pêcher et celui de guimauve modéreront l'âcreté de la gorge; il est bon quelquefois d'y ajouter quelques gros de sirop de diacode. J'ai employé avec succès, dans les cas d'irritation, les pilules de cynoglosse, dont je faisois prendre un ou deux grains chaque soir pendant cinq ou six jours; ce remède calmoit la toux et rappeloit le sommeil. J'ai fait très-peu d'usage des loks, ils pesoient sur l'estomac de bien des personnes et augmentoient l'inappétence; ce que j'attribue à l'huile dont ces remèdes sont composés. J'ai fait usage plusieurs fois des purgatifs doux, avec l'intention ordinaire de détourner l'humeur de la poitrine et de faire cesser l'irritation qui s'étoit fixée vers le poumon; mais j'avoue que je n'en ai retiré presque aucun effet, ni bon, ni mauvais. Beaucoup de malades se sont délivrés de leur longue toux sans aucuns laxatifs, et ceux à qui je les ai prescrits n'ont pas été quittes de la leur plus tôt. Ainsi les purgatifs ne devroient être employés que dans les indications très-spéciales. J'ai obtenu un effet plus marqué de l'émétique; je l'ai donné à quelques personnes dans le commencement du rhume, lorsqu'à une forte douleur de tête, il se joignoit une grande amertume de bouche avec douleur à l'épigastre et les autres signes d'embarras de l'estomac. Je faisois prendre alors un grain et demi ou deux grains de tartre stibié dans une bouteille de petit lait; ce qui procuroit des évacuations par haut et par bas, qui étoient suivies d'une sueur que j'entretenois par les précautions naturelles. J'ai vu plusieurs personnes promptement et efficacement soulagées par ce remède. La femme de chambre de madame V*** n'a pas eu besoin d'autre chose pour recouvrer sa santé. La plupart de ceux qui ont éprouvé le catarrhe d'une manière violente, gardent long-temps une toux d'irritation qui les incommode beaucoup et les exténue. Je vois des personnes qui en sont fatiguées depuis plus d'un mois; quelquefois elle détermine de fréquentes palpitations. J'ai employé contre cette toux spasmodique, les bains pour les personnes jeunes et irritables, et j'en ai remarqué d'excellens effets. J'ai fait usage en même temps du sirop de menthe, qui avoit le double avantage de diminuer l'irritation de la poitrine et de rappeler l'appétit. Enfin dans les cas plus opiniâtres qui pourront se présenter, je ne vois rien de mieux que le quinquina, le vin et l'exercice au soleil. Sydenham recommande ce dernier moyen comme très-puissant pour exciter la transpiration et dissiper les longues toux d'hiver, sur-tout chez les personnes âgées. Le traitement général que nous avons indiqué pour le catarrhe, étant plutôt tiré de la diète que de la pharmacie, indique aussi par lui-même le régime qu'il faut tenir. Une nourriture douce et facile, des attentions suivies, feront plus dans les cas ordinaires et sur-tout dans les rhumes de la nature de celui qui règne aujourd'hui, que les drogues, et celles-ci, sans les autres soins, ne peuvent être d'aucune utilité. On se bornera donc à des nourritures légères; on se privera entièrement de manger le soir; on prendra dans le jour des panades, des laits de poule, des crêmes d'orge et de riz, etc. en supprimant la viande, le bouillon et le vin pendant toute la durée de la période fébrile.

CHAPITRE IV.

Mesures de précaution contre l'humidité atmosphérique.

Les moyens prophylactiques, les remèdes de précaution, consistent dans une vie sobre et bien réglée, dans des exercices soutenus, et surtout dans le soin de se bien couvrir, et de le faire à propos. Nous avons dit plus haut, que le froid partiel étoit le plus dangereux : il est de la dernière prudence de veiller sur ce point, et de n'exposer que le moins possible les parties de notre corps qui ne sont pas habituellement découvertes ; les pieds, le devant de la poitrine et le cou, sont celles qu'il faut défendre avec le plus de soin. Quand le froid saisit toute l'habitude du corps, il imprime quelquefois d'utiles oscillations ; mais quand il n'agit que sur une partie isolément, il se passe successivement deux phénomènes : dans le principe, cette partie languit et se trouve opprimée par le principe du mal, et le corps prend un surcroît de chaleur et d'énergie qui constitue ce qu'on nomme un état de fièvre ou de réaction. Cette partie primitivement lésée, devient ensuite le centre de la chaleur et de l'énergie, et le corps entier s'affoiblit et finit par dépérir. Ainsi par une imprudence, on se condamne à d'éternelles infirmités ou bien à une mort lente. On dédaigne nos conseils ; on veut braver la saison, le climat et le tempérament ; on se repose enfin sur l'habitude, et cette fatale obstination, cette funeste confiance font chaque jour de nombreuses victimes. Dans un climat variable, il faut soi-même varier ; et pour vivre long-temps et sain, on doit se regarder comme en état de guerre contre les inclémences de l'atmosphère. Il faut savoir employer les armes et les moyens de notre raison et de notre industrie. N'excédons point les forces de nos organes ; voyons les choses comme elles sont, et non pas dans une perfection idéale. Nous sommes foibles, et les causes qui nous offensent, qui nous altèrent sont actives, fortes et nombreuses. Cependant le pire de nos désavantages vient de notre imprévoyance : nous éviterions beaucoup d'accidens et beaucoup de maladies de langueur, si nous savions nous conformer à la rigueur et sur-tout à l'inconstance de notre ciel. J'ai voulu faire à ce sujet une expérience directe : pendant deux hivers, je me suis attaché scrupuleusement à régler mes vêtemens, et à les varier d'après l'état de froid ou de chaud de l'atmosphère. Quand le thermomètre exposé à l'une de mes fenêtres, au nord et à l'ombre, marquoit 10 degrés (ce qui est le terme du tempéré), je ne portois que mes vêtemens ordinaires ; savoir, un gilet et un habit ; quand il étoit à cinq degrés, je prenois de plus un gilet de soie. Si le thermomètre étoit à la glace, qui est représentée par zéro, je mettois une redingote, en quittant mon gilet de dessous ; enfin quand le froid devenoit plus fort , et que le thermomètre descendoit plus bas que zéro, je gardois et ma redingote et mon second gilet. Je puis assurer que pendant ces deux hivers d'expérience, je n'ai pas été enrhumé un seul jour. Je ne puis pas m'astreindre d'ordinaire à autant de précautions, mais je me rapproche constamment de cette règle autant qu'il m'est possible, et je crois éviter par ce moyen bien des incommodités. Il seroit très-important de savoir graduer ses vêtemens et de les augmenter progressivement dans les jours et dans les parties du jour où le froid augmente ; il faut avoir par conséquent le soin de les diminuer, quand le temps se radoucit : car rester également vêtu en tout temps, c'est comme si l'on se découvroit lorsque le froid survient. Il est utile encore de se couvrir un peu plus le soir que dans le matinée, quand même la température thermométrique seroit au même point. Il y a deux raisons, pour se couvrir un peu plus alors. 1°. Parce que l'air du soir est plus humide, ce qui rend le froid plus sensible à nos corps. 2°. Parce que dans le progrès journalier et ordinaire de la chaleur, pour revenir au point dont on est parti le matin, on passe de la température de midi, qui est plus chaude, à celle du soir qui l'est moins, et que ce contraste est le plus sensible de tous. Les vêtemens doivent aussi nous défendre de l'humidité; elle nous affoiblit non seulement en relâchant nos solides, et les abreuvant d'un fluide superflu que nos pores et notre respiration absorbent à tout instant; mais encore elle soutire de nos corps deux fluides nécessaires à notre énergie, savoir le calorique, principe de la chaleur, et le fluide électrique. L'air humide, en atteignant constamment notre corps, dont la chaleur propre est de 30 degrés environ, y dépose à tout instant une couche aqueuse qui, pour se volatiliser, emploie une quantité considérable de cette chaleur naturelle de 30 degrés, et cette soustraction continuelle se fait à notre grand détriment (1); d'un autre côté,

(1) Puisque nous sommes ici sur l'article de l'humidité et de l'évaporation, j'ajouterai un conseil important pour ceux qui portent les cheveux coupés et qui ont l'habitude de se les laver fréquemment. Ils ne se doutent pas que cette évaporation qui se fait sur leur tête, cette fumée qui s'élève, a lieu par une

ce qui peut nous enlever le fluide électrique, nous énerve et rompt l'équilibre du système nerveux. L'air sec est un isolateur, ou si l'on aime mieux un mauvais conducteur de l'électricité, qui conserve aux corps idio-électriques la quantité de fluide électrique qui leur appartient, ou qu'ils ont acquise. Les forces de la vie produisent ce fluide dans les corps vivans, et ceux-ci ont d'autant plus d'énergie, qu'ils conservent mieux leur électricité propre; mais l'humidité les en prive nécessairement, puisqu'elle enlève rapidement celle de tous les corps avec lesquels elle est en contact. Il faut donc chercher un corps qui soit un bon isolateur, qui ait en même temps la pro-

---

grande déperdition de la chaleur du crâne et du cerveau, laquelle chaleur s'évapore en même temps. Cette déperdition ou ce refroidissement de la tête, nuit à la force et à l'activité du cerveau, et peut produire beaucoup de dérangemens dans les fonctions nerveuses. D'un autre côté, c'est une cause fréquente de fluxions, de maux de dents, de surdités et de migraines. Il faut, pour éviter ces accidens, et conserver ses cheveux, dès qu'on s'est lavé la tête, se la sécher immédiatement avec des linges très-secs et se frotter avec du gros son de froment, jusqu'à ce qu'il ne reste aucune humidité.

priété de conserver notre chaleur propre, notre électricité naturelle, et de nous défendre de l'humidité. Il n'est aucun tissu qui réunisse à un plus haut degré que la soie ces trois propriétés. Je conseille donc, sur-tout dans les temps humides, de se couvrir d'étoffes de soie, en pièces d'habillemens ou bien en doublures. Les hommes porteront, comme je l'ai suggéré plus haut, des gilets de soie sur la chemise, et des habits dont le dos et les manches seront doublés de la même étoffe. Les femmes mettront sous leurs robes et sous leur corsage, des jupons et des pièces de soie. Je regarde cette précaution comme infiniment utile pour les personnes d'une santé foible, et sur-tout pour celles qui sont sujettes à des maux de nerfs et à des convulsions de tous genres. L'on sait combien ces personnes sont douloureusement ébranlées par les temps d'orages; il est certain encore que les températures pluvieuses renouvellent tous les accès nerveux; « elles amènent des fièvres de long » cours, des diarrhées, des gangrènes, des atta» ques d'épilepsie, des paralysies et des maux de » gorge. » *Hipp.* Les vêtemens de soie, en isolant pour ainsi dire les corps délicats d'une atmosphère extérieure anélectrique, ou électrisée négativement, en les retenant au contraire dans leur propre atmosphère, leur épargnera de nombreuses secousses, ou du moins en diminuera la violence.

Tous ces soins que je recommande ne sont ni difficiles, ni incommodes, ni très-assujettissans; ils sont à la portée de tout le monde. Au surplus, la santé en est la récompense, et ce bien dédommage de beaucoup de sacrifices. Que dis-je! on ne jouit de rien quand on ne le possède pas. L'ame est plus calme, plus saine, quand le corps n'est pas obsédé des maux physiques; l'esprit a plus de sérénité et d'action; la beauté acquiert un nouvel éclat, les graces un nouvel enjouement. Sacrifions quelques peines, quelque étude, pour l'inappréciable avantage de nous bien porter. C'est par une fausse et ridicule ostentation qu'on veut se prévaloir d'un tempérament ferme et inébranlable; on sait généralement que ce sont les plus forts qui se hasardent davantage : ce sont les habiles nageurs qui se noient. La force donc ne sert à rien sans la prudence : il n'y a aucun mérite à s'avancer sur un volcan, ou à faire face à l'orage. Sous ce rapport, il est reconnu que les personnes foibles se conservent mieux que celles qui sont robustes. Cependant laissons de côté les entreprises des esprits téméraires, et contentons-nous d'examiner les maux d'une fausse sécurité. On croit se mettre à l'abri en s'accoutumant à toutes sortes de situations, et en résistant aux changemens les plus brusques. Des auteurs recommandables ont voulu introduire ce genre de stoïcisme ; ils ont voulu nous rendre indépendans même de la nature physique. On peut, jusqu'à un certain point, surmonter la peine, maîtriser la douleur, et prendre de l'empire sur sa volonté ; mais on ne fait pas ainsi violence à ses propres organes. On a parlé de la nécessité de s'endurcir au mal et à la peine ; on a cité pour exemples les sauvages et les gens de la campagne ; enfin, on a vanté le pouvoir et les bienfaits de l'habitude, et basé des principes pour l'éducation physique des enfans. Mais ici qu'entend-on ? la règle doit-elle se prendre sur les enfans qui meurent, ou sur ceux qui survivent ? Or, l'on sait que de tous les âges de la vie, le plus mortel est celui de l'enfance, puisqu'à la septième année, il n'a pas survécu la moitié de ceux qui sont venus au monde en même temps. Il ne faut pas s'y tromper, les enfans suivent la loi des êtres foibles ; ils sont très-sensibles aux impressions de l'air et aux intempéries ; leurs petits membres, leurs mâchoires se contractent, se roidissent, se gèlent facilement ; le froid leur cause des diarrhées, des convulsions, des tétanos mortels ; l'humidité produit chez eux les aphthes et le muguet; les moindres contagions les atteignent; le froid endurcit promptement toute la surface de leurs corps : et c'est à des êtres aussi tendres, aussi susceptibles, qu'on a voulu faire subir les plus rudes épreuves, sous prétexte de les affermir contre les causes destructives. Sans doute, ceux qui résistent à la gelée, à la neige et à l'eau froide, font preuve d'une excellente constitution : mais qu'est-ce que cela prouve relativement à ceux qui n'y résistent pas, ou qui en sont exténués? On a confondu l'effet avec la cause, et l'on a pris pour de la vigueur acquise, le simple pouvoir de ne pas succomber. Si les enfans nous paroissent moins sensibles au froid, c'est que les membres sont à cet âge moins éloignés du centre ; c'est que la superficie du corps est, dans ces êtres, moindre relativement à la masse ; enfin, c'est que tout étant action et mouvement à cet âge, les enfans augmentent, entretiennent leur chaleur par la vivacité de leurs jeux et de leurs exercices. Mais voyez-les de près, leur figure, leur nez, leurs pieds, se glacent facilement; leurs extrémités se couvrent d'engelures; ils tremblent au moindre saisissement, et ressentent plus péniblement que nous les impressions de la gelée. Il n'y a pas de milieu : ou ils remuent continuellement, ou ils se blotissent.

Cette nécessité de l'exercice est la même pour les sauvages. Ils font des courses immenses pour les plus légers motifs, et ces exercices continuels développent chez eux une chaleur constante et forte. Il peut se faire que les sauvages soient moins souvent malades que nous, et que les bêtes fauves le soient moins encore que les sauvages; mais cette vigueur annonce seulement que les individus les plus forts ont résisté à toutes les causes de destruction qui les environnent. Ils sont moins maladifs, mais ils meurent promptement et violemment; ils peuplent et multiplient beaucoup moins que les nations civilisées : enfin, ils sont forcés le plus souvent d'envisager la maladie comme une chose sans remède, et la mort comme une prochaine nécessité, et peut-être comme un bien. Il n'est pas sûr qu'ils soient exposés à moins de douleurs, toutes nos ressources et nos préservatifs leur manquent; mais ils ont la résignation et le silence de la concentration et du désespoir. Nul ne voudroit d'un tel courage au milieu de si épouvantables épreuves.

Quant à nos laboureurs, il y a une sorte d'égoïsme et d'insensibilité à préconiser sans cesse leur condition et leur tempérament : ils sont plus exposés que nous aux rigueurs des saisons, et ils en sont plus affectés. Chaque atmosphère a ses influences particulières ; ils n'est donc pas étonnant que l'habitant de la campagne ressente moins les influences de la ville ; mais il en a bien d'autres à essuyer. Chez lui, de même que chez les enfans, les rhumes sont plus fréquens que parmi nous ; le soleil frappe sur sa tête et sur son corps, et lui cause des frénésies, des apoplexies, des érysipèles ; les vapeurs calcaires, carboniques ou autres , l'asphyxient et lui occasionnent des cécités ou des ophthalmies. Est-il dans les endroits bas ? il est assiégé des fièvres, des jaunisses, du goître, du scorbut, des obstructions. Est-il sur les hauteurs ? il est attaqué par les rhumes, les frénésies, les fièvres bilieuses, les fluxions de poitrine. Tels sont les hommes dont nous envions le sort pour nous dispenser de les plaindre. L'habitude ! elle ne peut que renouveler leurs souffrances, et peut - être leur en faire oublier les causes ; mais elle n'améliore pas leur condition. En un mot, étendons jusqu'à eux les fruits et les leçons de l'expérience qui nous sert à nous-mêmes : mais ne portons pas envie à des peuplades misérables ; ne regrettons pas ni l'existence ni la santé des malheureux habitans de la campagne. Ils paient chèrement toutes les violences qu'ils font à leur constitution physique. On ne s'habitue pas, comme on l'a prétendu, avec les principes qui produisent les maladies. On ne se jone point impunément des causes qui peuvent déranger l'estomac, la circulation ou toute autre fonction vitale; et en ce sens, le meilleur moyen de vaincre la nature, c'est de l'écouter et de lui obéir.

CHAPITRE V.

De l'humidité locale.

ARTICLE PREMIER.

Effets genéraux.

Après avoir démontré par des exemples, les effets de l'humidité ambiante, c'est-à-dire celle de l'atmosphère, il nous reste pour compléter notre sujet, à exposer les maux produits par les eaux stationnaires. Comme la cause est plus fixe, plus constante, les effets sont aussi beaucoup plus prononcés, plus permanens et plus dangereux. Les circonstances mêmes qui dissipent l'humidité atmosphérique et en annulent les effets promptement, ne font quelquefois que redoubler les mauvaises suites des eaux séjournantes, en mettant à découvert un fond limoneux et infect, source de beaucoup de maladies: car un terrain entièrement submergé est beaucoup moins nuisible que celui dont l'eau croupit, et dont la vase fermente, pourrit, et produit des miasmes et des exhalaisons. C'est ici que la distinction que nous avons faite au commencement, entre l'humidité simple et l'humidité chaude, trouve sa véritable place. Ainsi, il faut considérer séparément les terrains entièrement submergés ou couverts d'eau, et les terrains marécageux ; il faut distinguer par la même raison les inondations d'hiver et les inondations d'été; et donner pour chacune de ces circonstances, les moyens personnels et les mesures locales qui peuvent défendre des mauvaises impressions.

Tous les extrêmes portent atteinte à la santé de l'homme : mais de toutes les qualités excessives de l'air, la plus nuisible c'est l'humidité. Le corps a besoin d'une certaine fermeté, les organes d'une certaine consistance, pour que les fonctions s'accomplissent régulièrement. Mais si l'humidité radicale surabonde, les fibres se relâchent; les viscères s'engorgent ; le tissu cellulaire s'abreuve; les cavités s'emplissent d'eau ; et quelquefois même ces effets ont lieu très-promptement. Les œdêmes, les infiltrations, l'anasarque, peuvent survenir bientôt après s'être exposés à un air humide. Il y a une balance naturelle entre l'inhalation des fluides et leur exhalation dans l'économie des êtres vivans. L'on peut même dire que cette dernière propriété ou la sécrétion, tient beaucoup plus à l'acte de la vie que la précédente. Aussi, quand le corps est affoibli, il tend bien plus généralement à absorber l'humidité atmosphérique qu'à s'en défaire; et non seulement il se charge et s'affoiblit par ce surcroît de fluide étranger, mais la transpiration cutanée se ralentit dans la même proportion, et laisse séjourner à l'intérieur une matière excrémentitielle, âcre par elle-même, et qui porte encore au dedans de fâcheuses impressions. De là les engorgemens et les hydropisies, soit générales, soit partielles. Si le corps est naturellement, par sa complexion même, abreuvé d'une humidité surabondante, cette nouvelle introduction aqueuse n'en est que plus facile, et les suites en sont plus rapides et plus senties. Les tempéramens lymphatiques, les femmes, les enfans et les vieillards, sont les premiers indisposés dans les temps nébuleux et humides. Les personnes sujettes à des enflures partielles et les hydropiques, se ressentent promptement des moindres temps humides; l'œdématie augmente, le ventre, ou toute autre cavité qui est pleine d'eau, se remplit davantage. On se rendra facilement raison de tout ce qu'ils éprouvent, si l'on considère la force absorbante de la peau dans les températures pluvieuses : le corps peut alors absorber plus d'une livre d'eau en moins d'une heure de temps.

Telle est la manière la plus générale dont agit l'humidité. Mais les effets secondaires de cette première impression, les suites de cet abreuvement de la fibre, sont très-variés. Car, selon que les nerfs, les glandes, le tissu cellulaire, les membranes, les articulations, sont plus directement attaqués, les maladies qui prennent naissance de l'humidité sont différentes aussi entre elles. Mais cette manière d'envisager les causes prochaines des maladies appartient à la médecine. Nous devons ici considérer les causes extérieures dans leurs variétés, et les faire saisir dans ce qu'elles ont de plus apparent et de plus matériel. Il s'agit moins de parler des maladies, que de ce qui les fait naître ; il est moins question de les guérir que de les éloigner. Le premier moyen n'est point à la portée du peuple, et l'autre dépend presque entièrement de lui : car il est une foule de maux que l'on préviendroit, ou dont on arrêteroit efficacement les progrès, par des soins entendus. Quant à l'humidité, dont il s'agit ici, elle existe de plusieurs manières : elle se montre et agit par des quantités variables, à des saisons différentes, dans des climats opposés, sur des terrains conformes, exposés différemment, et sur des sols de nature diverse.

Les eaux qui existent en grandes masses, qui couvrent des surfaces étendues, mais qui les couvrent entièrement, sans laisser des fonds vaseux; celles qui sont dans une agitation suffisante et qui se renouvellent habituellement, sont les moins dangereuses de toutes. Tels sont les bords de la mer, la superficie des grands lacs, celle des grands fleuves. La surface de ces eaux exhale de fréquens et épais brouillards, et l'atmosphère des environs se charge d'une partie de ces vapeurs. Les pays limitrophes sont défendus et des grands froids, et des grandes chaleurs: car une des propriétés de l'humidité est de modérer le froid et le chaud. Ainsi, à même latitude et même niveau, l'intérieur des terres est alternativement beaucoup plus froid et beaucoup plus chaud que les rivages. Par exemple, que l'on compare Paris avec Rouen, avec Brest et même avec Barcelonne, et l'on trouvera constamment que, pendant l'hiver, dans ces trois dernières villes le thermomètre descend beaucoup moins, et marque un froid moindre par conséquent; et qu'en été, il reste beaucoup en dessous du terme de Paris. Plus d'uniformité dans la température est une suite de cet état de choses : les variations de l'air, dans le voisinage de grandes masses d'eau, sont donc moins sensibles ; les temps y sont plus uniformes, plus modérés, et l'humidité plus constante ; cette dernière qualité de l'air est celle qui domine. Cette nature d'atmosphère donne moins occasion à des maladies promptes et épidémiques, qu'aux maladies longues, habituelles et locales ; elle modifie beaucoup le tempérament des individus, ainsi que leurs caractères. La mollesse de la fibre, le boursoufflement des chairs, la pâleur du visage, qui est sur-tout remarquable dans le second âge, sont les signes distinctifs des peuplades voisines des lieux humides. Quant à leurs maladies familières, on peut compter et mettre en première ligne la goutte, le rhumatisme et les écrouelles, affections très-communes en Angleterre. Le rachitis, ou la noueure des enfans, a pris naissance, dit-on, dans les îles britanniques, il y a cent cinquante ans. Il est certain que cette maladie est plus commune dans les lieux humides ; elle tient à un vice d'ossification tel, que les os manquent de consistance et se gonflent ou se contournent facilement. C'est au même principe qu'il faut attribuer la mauvaise dentition qu'on remarque généralement chez ceux qui sont riverains de la mer, ou qui habitent les pays humides, les marécages; car rien n'est si commun que de les voir perdre leurs dents par l'usure ou la carie. Les pertes blanches du sexe sont très-fréquentes et très-abondantes dans ces mêmes pays; les Hollandaises particulièrement en sont fort incommodées. Quoique le défaut d'air et d'exercice, la vie molle et oisive, l'habitude des alimens relâchans, comme la chair des poissons, le laitage et les boissons affoiblissantes, le thé, la bière, etc. puissent contribuer à produire l'effet dont nous parlons dans beaucoup de femmes, la participation de l'air humide est tellement démontrée que, dans les lieux que nous avons cités, elle doit se compter pour la première des causes. La consomption, l'hyponcondrie, l'asthme et la phthisie pulmonaire sont encore des maladies fort communes dans les contrées humides et particulièrement vers les bords de la mer. Les fièvres putrides et les fièvres exanthématiques paroissent aussi s'être fixées là de préférence. Depuis une quarantaine d'années, les côtes de la Normandie sont devenues le séjour du pourpre et des fièvres miliaires; on y voit ces éruptions, soit dans les fièvres simples qui leur appartiennent, soit compliquées avec d'autres maladies. On trouve enfin dans ces pays beaucoup d'affections fluxionnaires, le scorbut et les maladies catarrheuses. Cependant il ne me paroît pas prouvé que ce soit dans ces endroits précisément, que le catarrhe épidémique prenne d'ordinaire naissance. Si la présomption que nous avons exprimée plus haut, en faisant dépendre la fièvre catarrhale de la succession d'un temps froid, survenant dans une constitution humide, se trouve vraie, il est naturel de chercher l'origine des fièvres pulmonaires épidémiques dans les lieux d'une température inconstante et froide. Nous avons vu que les pays couverts d'humidité et de brouillards ne présentent pas cette condition. Mais les lieux élevés ou les lieux plus secs sont de nature à produire facilement les catarrhes. On sait combien les pays secs et froids sont propres à faire naître les maladies aiguës de la poitrine. On observe dans beaucoup d'endroits, dans plusieurs villes, et particulièrement à Montpellier, que les quartiers élevés sont plus exposés aux maladies de la gorge, aux rhumes et aux inflammations de la poitrine, que les quartiers bas adjacens. Il en doit être ainsi des catarrhes épidémiques : de même qu'ils naissent dans les intervalles du froid, ils doivent également s'établir dans les contrées froides, élevées, sèches et variables de préférence, et avant de s'étendre à d'autres contrées. On connoît le point de départ et l'itinéraire de plusieurs de ces épidémies, et ce que j'en ai pu recueillir sert à me confirmer dans mon opinion. Le catarrhe de 1742 s'établit en Allemagne; celui de 1733, qui a parcouru les quatre continens, s'est d'abord manifesté à Edimbourg. Le fameux catarrhe russe de 1782 à 1783, dont beaucoup de personnes se souviennent encore, prit naissance en Sibérie, et traversa les confins de l'Asie et le nord de l'Europe avant d'arriver jusqu'à nous (1).

---

(1) J'ai douté pendant long-temps que le catarrhe eût quelque chose de contagieux : je m'expliquois avec facilité, comme on le fait communément, son caractère épidémique, par la supposition d'un grand dérangement dans les qualités de l'atmosphère, qui saisit à la fois un nombre immense de personnes. Mais après avoir rapproché la plupart des épidémies de ce genre que l'on connoît, et avoir fait attention aux principales circonstances de leur développement, je me suis convaincu que la fièvre catarrhale épidémique est très-souvent, peut-être même toujours contagieuse, et qu'elle se communique immédiatement d'individu à individu. Il en est de cette épidémie comme de beaucoup d'autres contagions : il suffit qu'une seule personne, ou un

Lorsque l'humidité agit seule et d'une manière simple, quoiqu'elle pénètre profondément nos organes, et qu'elle altère à la longue, sur chaque individu, celui des systèmes qui est le plus foiblement organisé, il est rare pourtant qu'elle cause de grands troubles dans l'économie ani-

---

petit nombre ait été atteint, pour qu'une multitude d'autres individus gagnent le même mal, qui s'étend par transmission, par communication individuelle. L'épidémie se propage alors indépendamment de la cause primitive. Le plus souvent même cette cause n'existe plus, tandis que la maladie continue ses progrès. C'est ainsi que beaucoup de personnes de différens tempéramens, de diverses professions, de tout âge, de tout sexe, se trouveront également attaquées : car un des caractères des maladies contagieuses, c'est d'agir assez indistinctement et souvent sans acception de personnes.

Rien de si commun que de voir des voyageurs arrivant d'un pays où le catarrhe ne règne point, dans un autre où il est épidémique, s'en trouver attaqués bientôt après leur arrivée. Je connois des établissemens d'éducation et des pensions où presque tous les enfans sont en ce moment attaqués de la maladie. Des familles, des maisons entières, se communiquent le rhume épidémique, les uns après les autres. Un enfant de dix-huit mois que j'ai soigné dernièrement, a gagné cette maladie de son père : le 3e. ou 4e. jour après qu'elle s'est déclarée chez celui-ci, elle s'est aussi

male, et qu'elle produise seule des maladies violentes et rapides. Il n'en est pas de même quand elle s'unit à d'autres principes délétères : cette nouvelle combinaison produit des effets incalculables. Ce n'est plus l'humidité qui agit dans cette circonstance ; ce sont les nouveaux fermens

---

manifestée chez le petit enfant, avec à peu près les mêmes symptômes ; si ce n'est que la maladie a été plus courte, l'expectoration a été moins marquée, et le catarrhe s'est terminé par une diarrhée sanguinolente. Mais le cas le plus remarquable qui se soit passé sous mes yeux, et qui démontre, ce me semble, la nature contagieuse de l'épidémie catarrhale, est celui que je vais rapporter : Madame de F***, que je traitois depuis quelque temps pour un ancien crachement de sang, observoit un régime exact, et depuis une époque antérieure au catarrhe, elle n'étoit pas sortie de sa chambre. Cependant son petit enfant, âgé de huit ou neuf ans, étant attaqué du catarrhe à sa pension, elle le retira chez elle pour le faire soigner. Mais l'enfant n'étoit point encore rétabli, que la mère fut prise elle-même comme son fils, savoir, cinq ou six jours après lui. Une autre personne de la maison a contracté la maladie, probablement par la même occasion. Quant à la maladie de madame de F***, il est difficile d'en accuser l'atmosphère, si ce n'est celle de sa chambre, ni de l'imputer à aucune erreur de régime. Je ne vois pas d'autre cause qu'une communication personnelle de l'enfant à la mère.

qui s'y joignent; elle en favorise la formation, ou bien elle dispose les corps vivans à en être vivement saisis. Les grandes masses de fluide, celles qui subissent de grands mouvemens, entrent difficilement en fermentation. Les eaux de la mer, par exemple, celles des grands lacs,

---

Pour mieux nous faire une idée de la transmission contagieuse du catarrhe, voyons comment il s'étend à des contrées d'une température opposée à celle du lieu qui l'a vue naître. Car dans l'immense étendue de pays qu'il parcourt, dans des sols si différens, sous des expositions opposées, il est impossible d'imaginer une température semblable et uniforme, comme il faudroit la supposer pour que le catarrhe eût dépendu par-tout de la même cause. Comment imaginer, par exemple, qu'il règne la même température du pole à l'équateur, dans les cas où l'on voit le catarrhe occuper toute cette dimension? comment imaginer que les deux hémisphères, que les deux continens, éprouvent la même variation atmosphérique; quand on sait au contraire que l'état de l'atmosphère est dans une opposition constante d'une zone à l'autre, et d'une hémisphère à une autre hémisphère; quand on sait que les moindres dispositions locales établissent des différences considérables entre un pays et son voisinage; qu'il suffit, par exemple, d'un vent habituel, du revers d'une montagne, de la courbe d'une vallée, d'une forêt, d'un lac, d'une plage maritime, pour changer toutes les conditions de

ne se putréfient point; les vapeurs et l'humidité flottantes dans l'atmosphère, ne s'altèrent pas sensiblement. Cependant l'air lui-même est susceptible d'une certaine corruption, dans les endroits renfermés, dont l'atmosphère particulière est restée long-temps isolée de celle du dehors.

---

l'atmosphère ? Mais supposons que toutes ces différences soient anéanties, que tout se trouve égalisé, et que la même température atteigne le nord et le midi, l'occident et l'orient : sans doute ce grand mouvement que nous voulons admettre seroit instantané, et ne parcourroit pas successivement, arbitrairement, tantôt d'une marche directe, tantôt d'une marche rétrograde, des pays immenses, des climats très-distans les uns des autres, à des époques plus ou moins éloignées. Une cause aussi énorme devroit agir promptement et d'une manière brusque et violente, pour vaincre toutes les différences de localités. Nous disons que l'effet devroit être soudain, et cette conclusion est nécessaire si nous consultons dans les dérangemens considérables de l'air, ce que nous apprend l'expérience ; car les grands phénomènes atmosphériques, ceux qui occupent des espaces étendus, se passent en général dans le même temps. Les vastes inondations, les grands brouillards, comme celui de l'été de 1783, ont lieu dans le même temps, à des distances énormes ; les chutes considérables du baromètre se font appercevoir dans le même moment à Pétersbourg et à Madrid. Il faudroit donc que

Quant à la corruption des eaux, elle se fait par certaines conditions, qui ont été bien observées et qui se rencontrent encore chaque jour. Elle a lieu lorsque la masse aqueuse est réduite à un certain volume; lorsqu'il survient une chaleur suffisante, car il faut qu'elle ne soit pas infé-

---

la température qui détermine les fièvres catarrhales le fît au même moment. Mais c'est ce qui n'arrive, à ce que je crois, jamais. Le catarrhe commence en un point et s'étend successivement d'un endroit à l'autre. Bien plus, il se porte très-souvent à des endroits qui n'ont pas participé à l'intempérie qui a fait naître la maladie. Ainsi le catarrhe d'aujourd'hui règne au midi de la France, quoiqu'on y ait éprouvé de la sécheresse, comme en Hollande et à Paris, où les pluies et les inondations ont été excessives. Ainsi le catarrhe de 1732 s'est étendu de l'Écosse à toute l'Europe, et jusqu'à l'Amérique ; celui de l'automne 1775 parcourut, cette année et la suivante, toutes les parties connues de la terre. C'est ainsi encore que le mal de gorge catarrhal qui commença son tour d'Europe en 1738, se trouva avoir fait le tour du monde en 1740. Car, à cette époque, les Académiciens français qui se trouvoient à Quito éprouvèrent la même maladie. La Condamine * jugea avec raison que c'étoit la maladie européenne qui leur étoit parvenue. Mais nous pouvons

* Voyez son voyage à l'Equateur.

rieure à cinq degrés du thermomètre. Il faut encore que le liquide n'éprouve pas une trop grande agitation, ou que cette agitation se réduise au mouvement intestin que suppose toute fermentation : enfin, qu'il se joigne au principe de l'humidité, les autres principes, les autres

---

suivre avec plus de précision le catarrhe de 1731 qui également a passé d'un continent à l'autre, nous tracerons en abrégé sa marche, parce qu'il nous semble qu'on peut la mesurer rigoureusement et tirer de là des résultats assez curieux; nous les donnerons, en attendant que des observations plus rigoureuses et plus multipliées corrigent ou confirment notre apperçu. L'épidémie catarrhale dont nous parlons se déclara dans les Etats-Unis, à Connecticut, au milieu du mois d'octobre 1731. Le lendemain on s'en ressentit à Massachusset, et deux jours après à Annapolis, d'où elle s'étendit dans d'autres contrées de l'Amérique. Au milieu de novembre la même maladie se montra en Russie, à Pétersbourg, et en Saxe. Au milieu de janvier, elle fut à Paris; et dans le mois de mars, elle avoit gagné l'Italie et Naples. Or, en calculant les distances, on trouve que les deux premiers jours, dans le voyage que la grippe a fait de Connecticut à Massachusset et à Annapolis, elle a parcouru trente-six lieues environ en vingt-quatre heures; et il n'y a rien de surprenant, si l'on suppose que des voyageurs l'aient transportée par mer; et que dans les lieux où ils ont abordé, ils aient débarqué avec

fermens, qui sont les élémens matériels de la putridité. On voit que la fermentation des eaux stagnantes suit les mêmes lois que la fermentation ordinaire : la chaleur, le repos, la diminution de la masse liquide, les corpuscules hétérogènes qui composent les fonds limoneux

---

eux la maladie. Dans sa traversée d'Amérique en Europe, elle a fait approchant quarante-trois lieues par jour. Quant à ses voyages par terre, le trajet de Pétersbourg à Paris peut s'estimer de huit lieues un tiers en vingt-quatre heures, et celui de Paris à Naples finalement, de sept lieues environ. On voit que les distances observées par la grippe dans ses deux premiers trajets, que nous pouvons bien supposer s'être effectués par eau, se rapportent assez entre eux, et que ceux qu'elle a faits par terre s'accordent également. Nous pensons, vu cette uniformité, qu'il nous est permis de résumer en prenant la moyenne dans ces deux sortes de trajets, et de conclure que le chemin que la grippe fait par mer, est de trente-neuf lieues et demie en vingt-quatre heures; et que dans le même espace de temps, elle parcourt sept lieues et demie dans son voyage terrestre. Toutes ces vitesses se rapprochent assez de celle d'un vaisseau en temps ordinaire, et de celle d'un homme qui voyage à pied. On voit donc qne ce n'est pas l'air qui transporte les maladies contagieuses; mais que c'est nous-mêmes qui les portons avec nous. Ces remarques s'appliquent également aux contagions des animaux : l'on peut dire

de ces marécages, les détritus végétaux ou animaux, voilà tout ce qui produit le foyer de putréfaction que ces eaux entretiennent. Aussi, en nous attachant à remarquer quelles sont les circonstances où les effets de cette putridité éclatent, nous trouvons que c'est lorsque la

---

que la plupart de leurs maladies s'étendent chez eux, des individus aux individus, par les contacts corporels ou par les transferts. Si donc nous cherchons aussi à estimer la vitesse de cette transmission, nous devrons lui trouver du rapport avec la vitesse même de l'animal, et avec l'habitude où l'on est de le déplacer et de le faire voyager. Choisissons pour le moment l'espèce du bœuf, et prenons dans ses maladies la plus funeste, la plus rapide dans sa marche et la plus éminemment contagieuse, afin qu'elle remplisse toutes les conditions de notre recherche. Le charbon à la langue, autrement appelé glossanthrax, est une maladie violente qui se déclare et fait périr l'animal en peu d'heures, si on n'y apporte un prompt remède. Le glossanthrax des bœufs se manifesta en 1682 dans le Languedoc et le Dauphiné; il se répandit en d'autres parties de la France, en Suisse et en Allemagne. Or l'on remarqua dans cette dernière contrée, que la maladie parcouroit environ deux mille toises (une lieue) en vingt-quatre heures, sans épargner une seule paroisse sur son chemin. Cette propagation d'un mal désastreux, effrayant, est pourtant moins prompte que celle de la maladie humaine dont nous

chaleur des mois a acquis au moins cinq degrés (dans le climat de Paris, il n'y a que trois mois de l'année, décembre, janvier et février, dont la chaleur moyenne soit en dessous de ce terme); et principalement, c'est lorsqu'une chaleur plus forte, en excitant une grande évaporation, se trouve avoir réduit le volume des eaux stagnantes et rapproché les élémens putrides de la fermentation; enfin, c'est lorsque le calme de l'atmosphère, l'absence des vents, a laissé au mouvement intérieur de la fermentation toute sa liberté.

Avec un peu de réflexion, nous étendrons ces

---

avons évalué la vitesse; mais elle est conforme à la marche lente des animaux dont il s'agit. Nous avons fait ce rapprochement parce qu'il nous semble également utile et curieux de comparer les maladies des animaux avec celles de l'homme, dans leur nature respective et dans les circonstances des unes et des autres. Nous nous sommes proposé cette comparaison dans cet opuscule, et nous la suivons ici comme nous avons fait dans nos autres ouvrages. Au surplus, on nous pardonnera cette digression sur la nature contagieuse que nous avons attribuée au catarrhe épidémique; les détails dans lesquels nous sommes entrés nous ont paru utiles, non seulement pour l'histoire de cette maladie, mais encore pour éclairer celle des autres espèces de contagions.

premières données à une foule de phénomènes, que nous expliquerons ensuite facilement. Nous appercevrons pourquoi les eaux de certains lacs, les eaux de la mer, qui n'ont pas été malfaisantes jusqu'alors, le deviennent beaucoup dans quelques occasions; pourquoi une surface aqueuse, dont les influences délétères s'étoient assoupies durant les mois d'hiver, redevient active dans les autres saisons. Lorsque la mer se retire et laisse à nu des terrains qu'elle recouvroit entièrement, il arrive assez souvent que ces terrains retiennent une partie des eaux qui les abandonnent, ou que ces eaux y reviennent, s'y insinuent dans certaines occasions, comme dans les orages, dans les grandes marées. D'autres fois ce sont les atterrissemens des fleuves, qui forment des lagunes et des marécages. Dans toutes ces circonstances, les eaux qui croupissent envoient des effluves qui se répandent dans les environs. Il y a pourtant quelque différence à faire des marais formés par les eaux de la mer, de ceux produits par les eaux douces. Les premiers engendrent moins de putréfaction. Il en est de même de certains lacs, des mares, des étangs qui, dans une partie de l'année, soit par l'effet des pluies ou par la fonte des neiges, se trouvent entièrement pleins d'eaux, et qui viennent ensuite à se tarir: tous ces réservoirs, lorsque l'eau y étoit profonde, n'entraînoient aucun danger : mais quand elle y devient superficielle, elle laisse à découvert une vase limoneuse d'où s'exhalent des vapeurs infectes et nuisibles. Dans tous ces cas, l'action de la chaleur est la même, elle favorise la concentration des fermens putrides, opère leur volatilisation, et ajoute infiniment aux effets de l'humidité simple. Evaluons encore le concours de beaucoup de causes accessoires, qui doivent prolonger et redoubler tous les effets précédens : car l'encaissement d'une vallée, des endroits bas, un sol argileux, le voisinage d'épaisses forêts, augmenteront la cause primitive. Si ces terrains fangeux ou ces marécages, se trouvent dans un fond, si les vents n'ont pas de prise, et que sur-tout les vents du nord n'y aient aucun accès, mais que ceux d'occident et du sud y dominent; si le soleil s'y concentre pendant l'été, et n'y paroît pas durant l'hiver, ces endroits seront extrêmement malsains.

Rien ne seroit plus facile que de faire le commentaire de ce que nous venons d'avancer, par une multitude d'exemples. Nous pourrions citer les marais de la Hollande, ceux de Rochefort, les lagunes de Venise, les embouchures du Rhône, les marécages de Mantoue; et nous appliquerions sans cesse quelques unes des remarques que nous venons d'énoncer d'une manière générale. Sur un sujet aussi vaste, et pour ne pas passer les bornes de ce traité, nous avons dû n'exprimer que le résultat de nombreuses observations. Ceux qui nous liront ne trouveront que trop souvent des applications physiques ou géologiques à faire dans une multitude de pays ; et si leur intérêt personnel ou leur philantropie attachent leur attention sur les maux qui assiégent les habitans des pays marécageux, nous craignons encore qu'ils ne rencontrent de fréquens exemples des maladies que nous allons rappeler.

D'abord il n'est aucune de celles qui dépendent de l'humidité simple, qui ne soient communes aux endroits marécageux. On y trouve les fluxions, le scorbut, les hernies, les rhumatismes. Mais on y voit encore une foule d'autres affections plus graves, qui dénotent non seulement un relâchement considérable de la fibre, mais aussi une lésion profonde du principe vital ; elle se remarque dans les mouvemens nerveux des fièvres propres aux pays marécageux : savoir les fièvres malignes continues ou périodiques, les ardentes ou rémittentes, bilieuses, les fièvres éruptives. Toutes ont un caractère grave et une marche rapide ; et celles même qui ne prennent pas un aspect aussi formidable, et qui ont un cours prolongé, ne laissent pas d'être opiniâtres et dangereuses par leurs suites. Ce sont les fièvres réglées, les intermittentes, tierces ou quartes, qui amènent souvent avec elles des lésions d'organes, des congestions de viscères, des affections muqueuses, dyssentériques et vermineuses, des hydropisies ou des atteintes fortes du genre nerveux. La jaunisse et les maladies du foie sont très-communes. Si l'on estime la santé par la durée de l'existence, on trouve également que la vie moyenne est très-courte dans les contrées marécageuses. Il est rare dans quelques unes de ces contrées de rencontrer des individus qui aient passé l'âge de cinquante ou soixante ans. La maigreur des parties supérieures du corps, l'amplitude du ventre, la pâleur ou la lividité de la face, non seulement caractérisent les individus cacochymes de ces pays, mais annoncent encore leur vieillesse précoce; leur voix est rauque et profonde. Je connois des pays dont je distingue plusieurs originaires au son grave et guttural de leurs paroles.

Voilà quels sont les maux engendrés par l'humidité stagnante, dans nos climats. Beaucoup de ces maladies sont presque entièrement inconnues dans les pays secs et élevés; un air pur procure un brillant coloris, et les maladies suivent la condition de l'atmosphère : elles y sont vives et aiguës. Les mêmes espèces de maladies dans ces deux sortes de pays, ne se ressemblent pas au fond. C'est par un judicieux discernement que Pringle a distingué les fièvres rémittentes bilieuses des pays bas et marécageux, des mêmes fièvres qui règnent dans les pays élevés. J'ai plusieurs exemples des unes et des autres, que j'ai recueillis dans le séjour que j'ai fait à Montbrison, ma patrie, dans le cours de l'été 1800. La plaine des environs, enfoncée, couverte d'étangs en plusieurs endroits, est exposée à la plupart des maladies des contrées stagnantes ; mais elle est environnée de collines et de montagnes dont les sites sont très-agréables et très-salubres. On trouve constamment d'un pays à l'autre, et à de très-petites distances, des individus très-différens pour la santé et le courage. J'y traitois des maladies fort opposées, et souvent des maladies de même nom, mais d'un caractère très-dissemblable. J'avois dans la même journée deux médecines à faire en allant de la plaine à la montagne.

On est assez d'accord sur la liaison qui existe entre certaines maladies, et les terrains aquatiques et marécageux qui les engendrent. On n'a plus aucun doute sur cette dépendance, Comment se fait-il que chaque jour on néglige les conséquences pratiques de toutes les connoissances, de toutes les certitudes que nous avons à ce sujet ? Il est plus facile de prévoir et de prévenir les fièvres intermittentes d'un terrain marécageux, que de les guérir avec les meilleurs antidotes de la médecine. Il faut ou détruire la cause, le foyer du mal, ou s'en éloigner à l'époque de sa plus grande activité, c'est-à-dire dans les temps et au déclin des chaleurs.

Une erreur funeste à bien des personnes, c'est de ne pas soupçonner les causes légères, et de se croire à l'abri lorsqu'on n'habite pas des endroits couverts de grands marécages. Les petits foyers ont une influence relative ; quelquefois la proximité d'une petite mare ou d'un étang produit plus d'effet qu'un grand marais qui est dans l'éloignement. C'est par inadvertance qu'on ignore souvent, ou que l'on cherche loin de soi une cause qui en est très-voisine. J'ai été consulté par un propriétaire de province, qui ne savoit à quoi attribuer des fièvres habituelles dont toute la famille de son fermier étoit attaquée chaque année, et dont il se ressentoit fréquemment lui-même quand il alloit habiter sa campagne. Il me décrivit parfaitement les localités; m'assura que son habitation et ses propriétés étoient dans un endroit sec, bien aéré, et sans aucun marécage aux environs. Il m'ajouta qu'il y avoit sous ses fenêtres une espèce de mare servant de vivier, mais d'une petite étendue, dont le fond n'avoit pas été curé depuis long-temps. Je répondis qu'il n'en falloit pas davantage pour entretenir l'épidémie annuelle de cette habitation. Je conseillai de supprimer le vivier, s'il n'étoit pas indispensable pour le service de la maison; et qu'autrement on eût soin de le faire nettoyer entièrement de temps à autre, et de le tenir constamment plein d'eau. On prit ce dernier parti, et depuis ce temps les maladies épidémiques ont complètement cessé dans la ferme. Il faut donc, comme on voit, fort peu de choses pour produire des effets très-marqués. Il ne suffit pas que la contrée que l'on habite ne soit point marécageuse: dans un endroit généralement salubre, il peut exister un point d'insalubrité, qui est d'autant plus dangereux qu'on s'en doute moins. Il suffit d'une mare, d'un égout, du lit d'une petite rivière, pour donner lieu à des accidens particuliers, et qu'on ne sait pas expliquer.

Pendant un séjour de deux ans que j'ai fait à Versailles, j'ai traité un petit nombre de fièvres quartes. Je ne crois pas en avoir vu une seule qui ait pris naissance dans le corps de la ville, située, comme l'on sait, dans une vallée qui s'incline à l'est, et qui est barrée à l'occident par la hauteur où est placé le château, et par le château lui-même. Mais de ces fièvres quartes, les unes avoient commencé dans le parc même, sur le bord du canal qui le coupe au milieu et aux deux côtés; les autres venoient de Saint-Cyr, village voisin de Versailles, et à proximité d'une grande pièce d'eau qui est mal entretenue. Une chose encore très-remarquable, c'est ce que l'on observe à Paris: cette ville, rendue très-salubre par les soins d'une police active et infiniment entendue, ne laisse pas d'être malsaine dans certains quartiers étroits, humides et mal aérés; près de certains égouts, et sur-tout autour de la petite rivière de Bièvre ou des Gobelins, qui est sinueuse, et dont le lit, sur-tout à l'embouchure, s'encombre d'immondices. Les praticiens de Paris savent généralement qu'il existe dans tous ces endroits-là des maladies que l'on ne retrouve pas dans les autres quartiers de la ville.

ARTICLE II.

Assainissement des terrains marécageux ou submergés.

PUISQUE les causes immédiates et locales, dont nous venons de traiter, sont connues et appréciées exactement, nous devons approcher des moyens qu'exige la préservation de notre vie et de notre santé. Le premier de tous est la prévoyance; c'est aussi le premier de tous les remèdes. Si l'on vouloit réduire la médecine à deux termes généraux, on pourroit dire qu'elle n'est rien autre que la science des choses qui nuisent, et des opposés de chacune de ces choses. Cette connoissance une fois acquise, l'art ou la création des règles se réduit à quatre points : fuir ou éviter le danger; anéantir les principes du mal qui sont hors de nous; nous prémunir nous-mêmes contre l'invasion, si nous n'avons pas pu nous mettre à l'écart; enfin, remédier au mal, quand il a trompé, éludé toutes nos précautions. Les trois premiers moyens appartiennent à l'hygiène; nous en ferons l'application aux causes morbifiques qui dépendent de l'humidité stagnante. Le quatrième est entièrement du ressort de la médecine, et varie autant que chaque espèce de maladie; et comme il nous faudroit faire l'histoire de ces maladies, on voit que nous ne devons pas entrer dans ces dernières particularités.

L'homme est attaché au sol qui l'a vu naître ; il y tient par le sentiment de la patrie, par les liens de la famille, par la force des habitudes, enfin par la dure nécessité. Nous pourrons donner à l'indifférent voyageur les conseils de l'intérêt personnel ; dicter au navigateur marchand les instructions de l'égoïsme, et peut-être nos avis conserveront-ils sa santé s'ils prévalent sur des calculs et des intérêts qui lui sont ordinairement plus chers. Fuyez cette plage pestilentielle, leur dirons-nous ; abandonnez cette contrée malsaine : vous, votre équipage, risquez d'y périr, si vous y séjournez. Mais, dirons-nous à l'humble cultivateur de quitter la terre qui le nourrit ? le pauvre s'éloignera-t-il de ses amis ; abandonnera-t-il son unique ressource ? ils chérissent une terre ingrate ; ils l'aiment en proportion des sacrifices qu'ils lui font et des peines qu'ils endurent ; leur existence sera courte : mais ils choisiront de vivre moins long-temps, et de ne pas vivre expatriés.

Nous nous arrêtons à ces idées, parce qu'elles évitent des conseils fondés en raison, sans doute, mais superflus. Combien de fois le médecin ne doit-il pas se fixer aux idées consolantes sur des maux ou des inconvéniens sans remèdes! n'insistons pas et n'allons point contre la nature des choses ; mais voyons au contraire ce qui est en notre pouvoir. Voyons ce qu'il faut faire pour éloigner de soi le danger, quand on ne peut pas s'en éloigner soi-même Le fruit de l'expérience peut ici être de quelque utilité.

Ce qu'il faut se proposer avant tout, c'est d'assainir le pays que l'on habite, la terre que l'on cultive, les prairies où l'on conduit ses troupeaux, enfin le lieu dont on fait sa demeure. Quand l'homme joint à une ardeur constante, à une volonté ferme et éclairée, un travail assidu, il est impossible d'assigner les bornes de sa puissance et de ses succès : il améliore ce qui est autour de lui, tout prospère entre ses mains ; il force un champ inculte à produire des graines, des racines et des fruits délicieux qui servent à sa nourriture; des vêtemens commodes, un toit tutélaire le mettent à l'abri des injures des saisons; un marécage, une terre fangeuse, séjours d'animaux immondes, foyers de putridité et de maladies, se convertissent par ses soins en utiles pâturages; il dirige sur son champ, il fait sourdir autour de sa demeure, les clairs ruisseaux, les sources bienfaisantes ; mais il contient les rivières qui débordent ; il fait rentrer les fleuves dans leurs lits ; il repousse les flots de la mer et fait des conquêtes sur l'océan ; il éloigne, il détruit les animaux qui le menacent. Par-tout l'homme impose ses lois ; mais ces lois lui sont inspirées par son bien-être, par sa conservation, par sa prospérité. Il n'a pas à choisir, il faut qu'il s'affranchisse d'une nature âpre et inculte, ou bien il périt. Le sauvage lui-même n'existeroit pas, s'il n'eût opposé son instinct et sa propre force, à des forces destructives. Il a le premier secoué le joug ; mais le génie de l'homme commande à la terre, combat les élémens et en triomphe.

Voilà les prodiges de l'agriculture ; voilà les bienfaits du premier des arts ; il est bien difficile de les sentir médiocrement et d'en parler de sang froid. Comme si le même art qui pourvoit aux besoins de l'homme devoit aussi veiller à sa conservation, l'assainissement des terrains insalubres a dépendu de l'état même et des travaux de l'agriculture. On a desséché les marécages pour les rendre aux troupeaux et à la charrue ; on a abattu d'épaisses forêts, et insensiblement la terre a changé de face et de climat ; les mêmes pays qui étoient couverts de bois, le sont aujourd'hui de moissons ; le ciel de ces contrées s'est ressenti de ces grands changemens, et les mêmes endroits où régnoient jadis l'humidité et le froid, ont acquis une atmosphère nouvelle et ont ainsi obtenu la sécheresse et la chaleur.

Notre objet en ce moment n'est pas d'examiner ce qui a pu résulter de bien ou de mal dans ces mutations artificielles de climat. Nous voulons seulement ici faire remarquer toute l'influence qu'ont les travaux de l'homme sur le sol et sur l'atmosphère, et faire sentir combien il dépend de lui le plus souvent de purifier, de corriger les contrées malsaines : c'est par une fatale imprudence qu'il manque à ce qu'il peut faire. L'assainissement des pays devroit être le premier soin de l'agriculture. Non seulement on féconderoit des terrains inutiles, mais on augmenteroit la population ; car ces terrains engloutissent leurs habitans. L'on augmenteroit les richesses ; puisque la santé est la première de toutes, et que la santé double l'énergie et les travaux.

Qu'on ne se lasse donc pas de tant de soins ; on sera amplement récompensé de tous les sacrifices; on aura mille occasions de faire le bien et mille moyens pour l'opérer, dès qu'on se sera proposé le but et la vigilance. Un torrent, une rivière, qui auront inondé un terrain; des canaux, des mares, des fossés qui retiennent une humidité limoneuse; des étangs, des réservoirs, dont le fond est croupissant; l'anse, le lit d'une rivière, qui n'ont pas un cours assez libre, ce sont autant de foyers pernicieux. Bien plus, l'humidité qui quelquefois se montre le moins, entraîne également des dangers; il suffit qu'un sol argileux s'en abreuve et la retienne, pour que les effets s'en fassent sentir. Il est des contrées, dans les Pays-Bas, qui entretiennent des fièvres intermittentes, sans qu'on puisse remarquer de véritables eaux stagnantes, ni des marécages dans les environs. Ces fièvres dépendent de certaines dispositions du sol, qui retient et laisse fermenter l'humidité acquise; car toute eau qui séjourne en petite quantité, est susceptible de produire ces sortes de maladies. Ainsi, des campagnes, des villes saines où les fièvres intermittentes ne règnent presque jamais, ressentent quelquefois des épidémies de ce genre, lorsque par des événemens extraordinaires, le sol ou les édifices viennent à être abreuvés plus que de coutume. Qu'on se souvienne sur-tout que les petites causes doivent être surveillées, et que souvent il a suffi d'une mare pour infecter toute une maison, ou pour faire survenir des charbons ou d'autres maladies sur un troupeau qui a successivement infecté tous les troupeaux du voisinage.

Dans tous les cas, la nature du sol, sa disposition, les ressources du pays, suggéreront mille moyens particuliers. Nous ne parlons pas seulement des grands desséchemens, pour lesquels il faut de plus vastes ressources, et souvent toutes celles de l'architecture hydraulique. Mais tout ce qui tendra à détourner et tarir les eaux, à dessécher entièrement et empêcher leur retour et leur stagnation, tendra au but que l'on doit continuellement se proposer. On s'occupera de l'encaissement des rivières, du curage des fonds, du comblement des fossés inutiles ou dangereux. On fera des saignées, des rigoles, des puits; en un mot, l'on s'y prendra de toutes les façons pour détourner et absorber les eaux superficielles.

Si, par exemple, on se trouve dans le voisinage d'une terre molle et abreuvée, on aura le soin de la faire ensabler et de l'élever dans le centre pour faciliter l'écoulement de l'humidité intrinsèque.

Enfin, pour les pièces d'eaux ou les bassins qui sont d'une nécessité absolue et qu'on ne peut pas supprimer; pour les terrains ou les mares qu'il est impossible de mettre et de conserver à sec, on leur rendra l'eau nécessaire, et l'on fera en sorte qu'ils en soient toujours remplis. Nous avons déjà vu qu'une eau abondante et qui conserve son niveau, entraîne infiniment moins de dangers que les eaux basses qui laissent à découvert un fond limoneux.

ARTICLE III.

Régime préservatif.

Maintenant, nous parlerons des moyens de conserver la santé de ceux qui se trouvent exposés à des atmosphères marécageuses, soit par leur séjour habituel, soit par accident et par rencontre, soit par le genre de leurs travaux.

Comme les saisons d'été et d'automne sont les plus malsaines dans les contrées marécageuses, ceux qui auront des voyages à y faire devront choisir l'hiver ou le cours et sur-tout le commencement du printemps. A cette époque, les eaux ne se sont pas encore retirées, et la chaleur n'a pas été suffisante pour développer et volatiliser les miasmes. Ceux qui peuvent quitter ces sortes de séjours dans certains temps de l'année, feront très-bien de s'en éloigner dans la saison des chaleurs, et de passer cette saison dans un lieu élevé et sec, comme les montagnes ou le penchant des collines. Ceux qui voyagent en mer prendront les mêmes attentions. S'ils peuvent choisir le temps de leur débarquement, ils éviteront de le faire sur les côtes et les anses marécageuses, dans la saison des chaleurs humides, qui suit en général l'époque de la plus grande élévation du soleil sur l'horizon.

Mais ceux qui sont forcés d'aborder ces plages malsaines dans la saison des maladies, doivent sur-tout observer de ne point débarquer le soir et la nuit ; de ne pas même approcher alors de la côte, et mieux encore de rester en pleine mer. Faute de ces précautions, beaucoup de vaisseaux ont vu la majeure partie de leur équipage malade au bout de vingt-quatre heures, et en ont perdu une grande partie, pour avoir permis à leurs gens de coucher une seule nuit sur un rivage malsain. Dans le fort de la journée, le soleil élève, emporte l'humidité et les vapeurs ; au déclin du jour, elles se rabattent dans les parties inférieures de l'atmosphère ; elles se concentrent alors et deviennent beaucoup plus dangereuses. Ainsi, dans les endroits malsains, il faut se garder de l'humidité, et sur-tout de celle du soir. La règle doit être de se tenir, le plus possible, dans ses appartemens, lorsque le temps est humide ; car dans cette occasion, l'intérieur des maisons l'est beaucoup moins que le dehors ; et pour rendre cette précaution utile, on fermera son habitation de manière que les brouillards ou les vapeurs du soir n'y pénètrent pas. Ceux qui ne peuvent point garder tant de ménagemens, et qui sont dans l'obligation de sortir malgré le mauvais temps, ils auront le soin alors de se bien couvrir, et d'observer tout ce que nous avons dit plus haut par rapport aux habillemens dans les temps humides.

C'est dans les contrées humides ou stagnantes, que les règles de l'hygiène deviennent indispensables, et que la moindre erreur entraîne des conséquences promptes. Les individus foibles sur-tout ont besoin de s'observer avec scrupule: non seulement les causes des maladies les atteignent plus facilement, mais les impressions qu'ils en ressentent sont plus profondes et plus graves. Ainsi, les femmes, les enfans, sont plus facilement attaqués des fièvres et des maladies causées par les vapeurs humides, que les personnes fortes et vigoureuses. Les personnes cachectiques, celles qui ont les viscères de l'abdomen en mauvais état, ne manquent guère de se ressentir des effets de ces vapeurs.

L'exercice est certainement un des moyens les plus efficaces de résister à l'influence de l'humidité et des marais; il fortifie le corps, porte les forces vitales du centre à la circonférence; tandis que la foiblesse et la maladie les dirigent de la surface au centre; il facilite et active la transpiration, propriété du corps vivant qui balance l'inhalation ou l'absorption de la peau. Il est donc important d'agir, de se mouvoir, et de marcher beaucoup, dans les contrées malsaines; mais on doit le faire avec certaines attentions. Par exemple, on ne doit pas choisir ses promenades sur le bord des fossés et des eaux stagnantes; mais on les dirigera à l'opposé des lieux marécageux, et sur-tout dans les endroits élevés et où les vents abordent librement. Il est bon de se porter de préférence vers le levant ou vers le nord, et de se défendre particulièrement des vents d'occident, qui sont les plus humides dans nos climats. L'essentiel sur-tout est de ne point aller à l'encontre des marais ou des eaux dormantes. Lorsque le vent règne, il faut se placer entre lui et le marécage; car s'il nous arrive après avoir passé sur la couche des vapeurs, nous recevons bien certainement les effluves dont il s'est chargé, et qu'il transmet à tout ce qui est sur son passage. Il y a des exemples que plusieurs personnes se promenant ensemble à l'opposé d'un vent qui avoit traversé des surfaces stagnantes, ont été prises toutes à la fois de fièvres hémitritées, habituelles dans certains pays marécageux.

Malgré ces précautions, les personnes qui, dans leurs courses et leurs occupations journalières, sont exposées à ces mauvaises influences, celles qui vivent dans la sphère de ces vapeurs ont mille occasions de contracter les maladies qui en sont engendrées.

Si ces individus ne peuvent pas éviter les causes qui viennent du dehors, ils doivent n'être que plus attentifs sur eux-mêmes, et ne négliger aucun des moyens personnels qui peuvent affermir leur corps contre les principes morbifiques. L'article des alimens et des boissons, est ici d'une grande importance. La nourriture modifie l'homme considérablement; on en seroit démonstrativement convaincu, si l'on suivoit attentivement les variétés et les progrès insensibles de la nutrition, et si l'on observoit en ce genre les circonstances majeures et les changemens décisifs. Les conseils et les exemples négatifs sont perdus pour la plupart des hommes : on est indifférent sur des causes dont on n'apperçoit pas les effets immédiatement. C'est ainsi que l'on s'aveugle sur les suites de l'intempérance et des excès. Ceux qui s'habituent aux déréglemens n'aiment pas à prévoir de loin ; ils ne veulent pas se figurer que leurs corps deviendront débiles et cassés, leurs membres chancelans, et que la vieillesse et la mort anticiperont sur leur existence. Tous ces maux ne manquent pas d'arriver pourtant ; les effets suivent de plus ou moins près les causes qui les ont précédés. Le corps est une machine dont on peut à volonté détraquer les organes et ruiner la constitution. Mais parlons pour les personnes sages, parlons avec profit : s'il y a une liaison nécessaire entre les excès et l'affoiblissement, cette liaison existe de même entre une conduite réglée, frugale, et le bon état du corps et de l'esprit. L'attention sur soi-même et sur les alimens écarte une foule de maux. Ainsi, ne regardons point indifféremment les soins que doivent prendre ceux qui vivent dans le foyer des maladies : dans ces sortes d'endroits la médecine s'exerce avant que le mal soit venu ; mais cette médecine est à la fois simple, prévoyante et efficace ; c'est celle qui laisse tout à faire aux hommes prudens et modérés.

Dans les pays marécageux on évitera également de trop manger, sur-tout en une fois, et de s'affoiblir par des privations rigoureuses. On ne sortira pas de chez soi à jeun ; et si l'on est forcé de marcher de grand matin, on boira par précaution une petite quantité de liqueur fortifiante ; savoir, un peu de vin pur, de liqueur d'absinthe, etc. Les alimens doivent être fortifians et sains. Le régime doit être plutôt sec et consistant, que liquide ou délayé ; on doit éviter de faire un trop grand usage des soupes et des sauces relâchantes. On usera des viandes fermes, et on les mangera rôties plutôt que de les faire bouillir; on se restreindra, autant que possible, sur l'usage du poisson et de la chair de porc: ces deux nourritures relâchent et surchargent les organes de sucs graisseux et souvent indigestes. Il en est de même des corps gras et des huiles; ils ne peuvent qu'ajouter à la foiblesse naturelle du corps et des organes digestifs. On usera de végétaux préférablement à la nourriture animale; d'abord, parce qu'ils sont très-sains par eux-mêmes, et que, dans les pays malsains, il faut éviter ce qui peut apporter de la putridité et de la chaleur interne; en second lieu, la nourriture végétale exigeant plus d'action de la part de l'estomac et des autres organes élaborateurs, relève l'énergie de ces organes, et sympathiquement l'énergie de tout le corps. On m'a fait cent fois cette question dans le monde: Qu'est-ce qui fortifie le plus et qui se digère le mieux, de la nourriture animale ou des végétaux? Il faut distinguer; ce qui fortifie n'est pas la même chose ici que ce qui nourrit facilement. La chair est un aliment tout formé, l'assimilation en est bien facile; elle se digère promptement, et répare également vite.

Mais nos organes ont besoin d'exercice; il ne leur faut pas des choses trop atténuées, trop fluides, et sur lesquelles ils n'aient presque point à agir; ils ont besoin d'une certaine résistance, et de réagir eux-mêmes. C'est cette réaction de la part de nos solides, qui constitue véritablement la vie et la santé. Ainsi la nourriture animale convient aux estomacs foibles, et la nourriture végétale aux bons estomacs, et à ceux dont les organes sont actifs, et ont besoin de soutien. L'action de l'estomac et l'action des muscles extérieurs sont dans un perpétuel rapport. L'appétit vient plus vite par l'exercice. Ceux, par exemple, qui patinent sur la glace, et qui font, par cet exercice, jusqu'à sept lieues et demie par heure, augmentent prodigieusement leur faculté digestive; ils ont besoin de se restaurer souvent par des nourritures fortes et massives. Les gens de peine, les laboureurs, dont le corps est dans un continuel et violent exercice, se soutiennent par des alimens forts et volumineux. Ces individus ne boivent guère que de l'eau. On remarque, au contraire, que les personnes carnivores soutiennent moins les travaux rudes et continus, et ont besoin de faire usage habituellement du vin et des liqueurs spiritueuses qui suppléent au défaut d'action de l'estomac, et lui donnent une énergie factice; et ce qu'il est important de noter ici, ces personnes font des maladies beaucoup plus graves, et les soutiennent moins bien. « Les alimens foibles, dit Hippocrate, rendent la vie courte. »

En un mot, tout ce qui peut fortifier les organes, et donner aux humeurs des qualités douces, est le genre de nourriture auquel il faut s'attacher dans des pays où toutes les causes tendent à amener la prostration et la putridité. Un usage modéré du vin et du café peut relever la fibre. Quelques infusions amères ou aromatiques, comme celles de sauge, de petite centaurée, de muscade, de macis, de genièvre, des sommités du genêt, les toniques et les légers sudorifiques, produiront des effets également bons. Nous recommanderons encore, dans le temps des chaleurs, les boissons acidulées, l'oxicrat, la limonade un peu forte, et pour le soir, le punch vineux. On évitera, sur toutes choses, de boire des eaux marécageuses, et de s'en servir pour aucune préparation alimentaire. On ne se servira pas non plus des eaux de puits. Les premières sont douceâtres, causent la diarrhée, et peuvent produire les maladies mêmes qui dépendent des lieux de leur origine; les autres sont dures, et occasionnent des tranchées. Le bain convient peu dans les contrées stagnantes;

on ne peut le recommander que comme article de propreté et d'entretien, et pour faciliter la transpiration. Voilà de quoi se compose la prophylactique des endroits marécageux. Il faut, pour se préserver, se servir en diminutif, ou d'une manière analogue, des moyens que l'on emploie pour se guérir. La véritable médecine commence là, et souvent l'art peut se borner à l'emploi du régime, et confier le reste à la nature.

ARTICLE IV.

Des artisans qui travaillent dans le centre de l'humidité et des vapeurs marécageuses.

QUELS conseils donnerons-nous à cette classe d'hommes qui, par le genre de leurs travaux, se trouvent continuellement au milieu des vapeurs humides ou des exhalaisons marécageuses, et dont la vie se passe dans cette sphère de malignité? Il faudroit, pour réussir, leur inspirer une sage prévoyance, et leur dicter des attentions auxquelles ils ne s'assujettiront pas. Il faudroit vaincre l'apathie de leur caractère, et une grande insouciance sur leur santé et sur leur existence, sentiment qui rend leur condition plus dure, et qui expose leur vie davantage.

Les travaux qui s'exécutent dans les lieux humides ou stagnans, sont très-nombreux, très-souvent renouvelés, et emploient une quantité considérable d'ouvriers. Les circonstances de maladies et de mortalités se multiplient donc extrêmement pour cette classe d'hommes.

Les jardiniers, les maraîchers occupés d'arrosemens continuels, sont sujets aux cachexies, aux hydropisies, et à devenir paralytiques.

Ramazzini observe que les femmes occupées, dans la Lombardie, à faire rouir le chanvre et à le retirer de l'eau, en se plongeant jusqu'au milieu du corps dans les étangs et dans les lacs, sont souvent prises de maladies aiguës après cet ouvrage impur, et qu'elles meurent très-vite.

Cet auteur, dans son bel ouvrage (1) sur les maladies des artisans, rapporte plusieurs travaux et plusieurs états qui entraînent des dangers relatifs aux effets de l'humidité ou des vapeurs humides végétales. Nous en ferons ici l'énumération, pour compléter notre travail, et nous ajouterons ce qui manque à l'ouvrage de Ramazzini.

Les cultivateurs de prés et les faucheurs de foin sont sujets à des maux très-graves, lorsque leur travail s'exécute dans des prairies inondées, sur des marécages ou dans les environs.

Les pêcheurs passent une partie de leur vie au milieu de l'eau; ils s'y trouvent souvent pen-

---

(1) Dont M. de Fourcroy a donné une traduction, avec des notes instructives.

dant la nuit; ils sont exposés, plus que personne, aux fièvres et aux maladies de la poitrine. La nature de leurs alimens concourt aussi avec le genre de leurs occupations, pour leur donner un extérieur cachectique, et les faire tomber dans l'hydropisie.

Les mariniers, les ouvriers qui séjournent long-temps dans l'eau pour en retirer le bois, ou pour d'autres travaux, contractent des affections analogues à celles des pêcheurs. Les uns et les autres sont en outre sujets à de graves panaris, et à des ulcères rebelles, putrides et gangreneux aux jambes.

Il y avoit dans les bains publics, chez les anciens, des esclaves, hommes et femmes, occupés dans une atmosphère constante d'humidité; ils devoient être, dit Ramazzini, sujets à beaucoup de maladies, à la cachexie, à l'enflure des jambes, aux ulcères, aux tumeurs froides et à l'anasarque. Les baigneurs, les étuvistes, comme on l'observe de nos jours, sont pâles, tristes, bouffis, cachectiques, et gagnent souvent des maladies cutanées, en approchant des personnes malsaines auxquelles ils sont obligés de rendre des services.

Les blanchisseuses se trouvant toujours dans des lieux humides, et ayant les pieds et les mains continuellement mouillés, deviennent en peu de temps cachectiques, et si elles vieillissent dans leur état, elles meurent d'hydropisie. Elles sont aussi sujettes à des suppressions de règles, et à quantité de maux qui s'ensuivent.

Dans les pays où les tisserands et les mousseliniers travaillent au fond des caves humides, ces artisans ont des figures de déterrés.

Il est encore beaucoup d'autres ouvriers qui participent aux maux de l'humidité, qui acquièrent, par l'action continuée de la même cause, un tempérament secondaire et cachectique, une disposition aux hydropisies, et éprouvent très-souvent l'atteinte des fièvres aiguës et mortelles. Ceux qui courent plus ou moins ces dangers, ce sont les hommes occupés dans les grandes villes, aux balayages des immondices et des ruisseaux; ceux qui nettoient les égouts, les mares, les canaux ou le lit des rivières; ceux que l'on emploie à curer les puits ou bien à en creuser de nouveaux (1); les manoeuvres employés en grand au dessèchement des marais

(1) Outre les maladies dont nous avons fait mention, les cureurs de puits sont exposés à être asphyxiés par le gaz acide carbonique, les gaz hydrogènes mélangés, et autres; il en est de même des vidangeurs, des fossoyeurs, etc. Mais notre objet n'est pas de traiter de l'asphyxie. et quoique ces espèces de gaz se trouvent aussi quelquefois

et au curage des bassins, des rivières et des étangs ; les laboureurs enfin qui travaillent ces terrains limoneux ou bien d'autres terres qui ont été abreuvées d'eaux.

Voyons actuellement quels sont les moyens d'adoucir leur sort et de les garantir de tant de dangers : le premier est de choisir, autant qu'il est possible, pour tous les travaux qui ont un temps d'élection, l'époque de l'année la moins dangereuse et l'instant du jour où les exhalaisons sont le moins nuisibles. Nous en avons expliqué plus haut la raison.

Ainsi les curages et les desséchemens se feront dans le cours ou sur la fin du printemps.

On ne mettra les ouvriers à l'ouvrage qu'après le lever du soleil, et ils le cesseront dès que le soleil se couchera.

On leur fera porter des vêtemens chauds, et ils en auront de rechange pour ne pas garder des habillemens mouillés sur leurs corps.

à la surface des terrains humides et des marécages, ce n'est pas sous ce point de vue que nous envisageons les effets de ces sortes de terrains. Les vapeurs marécageuses paroissent être d'une nature particulière et indépendantes des autres vapeurs, et leurs effets sont beaucoup plus généraux.

Ceux qui travaillent dans l'eau, auront sur leurs habits une capote de toile cirée, et garniront leurs jambes de bottines ; sinon ils porteront des sabots de bois, et envelopperont leurs jambes le mieux possible.

Tous doivent prendre une nourriture fortifiante avant de se mettre au travail. On leur donnera fréquemment de petites quantités de vin ou de quelque ratafia. De plus on les munira d'une petite bouteille contenant un huitième d'eau-de-vie mêlée avec sept huitièmes d'eau, pour en boire de petites quantités quand ils se trouveront saisis de froid. S'il n'est pas possible de leur procurer du vin ou de la bière, on acidulera avec un peu de vinaigre l'eau qui doit servir de boisson. On entremêlera dans leur nourriture l'ail, les oignons, le cresson, le céleri, les raves, les raiforts et les autres racines ou plantes antiscorbutiques.

Ils fumeront du tabac et en mâcheront pour corriger les mauvaises qualités de l'air qu'ils respirent.

On portera de l'attention pour que les endroits où les travailleurs se retirent et passent la nuit soient salubres et chauds. On y fera allumer du feu pour donner aux ouvriers les moyens de se sécher, et en même temps ils se feront des frictions devant le feu.

Quant à ce qu'on peut faire contre les vapeurs elles-mêmes, on doit chercher à les recevoir le moins directement possible, et pour cela les travailleurs se placeront au vent des foyers insalubres, c'est-à-dire qu'ils éviteront de recevoir le vent après qu'il auroit traversé le terrain marécageux ; ils le saisiront avant qu'il ait traversé cette surface malsaine, afin qu'il ne transporte pas sur eux les effluves délétères qu'il entraîne avec lui.

Nous ne devons pas oublier un des moyens qui nous semblent les plus efficaces, l'emploi du feu pour corriger les vapeurs insalubres des lieux stagnans. Il s'est élevé des controverses sur l'utilité des feux allumés dans les temps d'épidémies. On a différé d'opinions parce qu'on ne raisonnoit pas sur les mêmes circonstances. Il me paroît bien démontré que ce moyen est plus nuisible qu'avantageux dans les temps de peste. Les expériences qui ont été faites à Marseille, à Venise et en d'autres endroits, n'ont point été satisfaisantes. Dans la peste de Londres, de 1665 à 1666, on essaya d'allumer de grands bûchers ; le résultat fut qu'il mouroit quatre mille personnes dans une nuit, tandis qu'auparavant il n'en périssoit que quatre cents. Mais ce n'est pas la peste ni les maladies proprement pestilentielles et contagieuses qu'il faut citer. On ne sauroit trop dire que les principes de ces maladies ne se trouvent pas dans l'air; qu'ils sortent des corps vivans et qu'ils adhèrent à la surface des vêtemens, des meubles, des ustensiles ; c'est de tous ces corps , c'est de tous ces contacts qu'il faut se garder le mieux possible (1).

Quant aux effluves marécageux, ils s'élèvent et flottent dans l'atmosphère; et les moyens qui peuvent agir sur celle-ci peuvent aussi tendre à la corriger; la flamme et les vapeurs de la combustion sont très-propres à cela. La fumée chasse devant elle et enlève les exhalaisons locales; peut-être même les neutralise-t-elle sur le lieu même; mais le principal effet qui a lieu dépend du feu lui-même : en raréfiant l'air, il le déplace, il établit des courans, il produit un vent artificiel, et l'on sait le pouvoir des vents pour effectuer

---

(1) Qu'on me permette de dire que j'ai établi, dans mon *Exposé des Températures*, la distinction des diverses sortes de miasmes, et donné aussi ce qui a rapport à leurs effets, à leurs degrés d'activité et à leurs diverses portées ; quoique cet ouvrage soit rédigé en langage très-précis, il est pourtant le résultat d'un nombre considérable de faits et de détails. On le trouve chez le même libraire.

une évaporation prompte, pour dessécher, pour assainir. En un mot, l'air en mouvement est le plus grand purificateur. On établira donc des feux dans les endroits qu'on se proposera de purifier ; on fera brûler des bois aromatiques ; on produira diverses détonnations. Ces feux seront allumés dans les maisons mêmes qui sont voisines des vapeurs, au devant des tentes des soldats que l'on est obligé de faire camper dans des endroits malsains, et sur-tout à l'entour des marécages que l'on fait dessécher. Ces procédés dureront tout le temps que les ouvriers continueront leur travail. A ce sujet, et pour faire sentir combien est utile la précaution que nous venons d'indiquer, je vais rapporter une pratique ingénieuse, et un fait qui s'est passé sur des côtes marécageuses d'Afrique (1). Le gouverneur d'un de ces comptoirs si malsains, étoit obligé d'employer l'autorité pour faire faucher les bords d'un étang marécageux. On employoit de force les hommes à cet ouvrage, tant le local étoit redouté ; car, malgré toutes les précautions, la majeure partie et la presque totalité des ouvriers se rendoient du

---

(1) L'un et l'autre sont tirés de l'ouvrage de M. Ramel sur les marais et les étangs.

travail à l'hôpital, assaillis par les maladies. On s'avisa enfin d'un moyen nouveau pour les préserver. On construisit des fourneaux de terre gazonnée, en forme de huttes de trois à quatre pieds en tout sens, semblables à des loges à chiens ; dans le centre se trouvoit un vide pour placer des branchages ou du bois. On eut bientôt et facilement construit plusieurs centaines de ces fourneaux ; ils étoient placés entre l'étang et les travailleurs. Chaque jour on mettoit le feu à une trentaine de ces fourneaux ; il s'en élevoit une fumée épaisse qui duroit non seulement pendant la combustion, mais même plusieurs jours après que la hutte étoit affaissée et abandonnée. On continuoit ainsi pendant toute la durée du travail. Or, les précédentes années, sur quarante-huit faucheurs, quarante tomboient malades, et l'année même où l'on employa ce moyen, le nombre des fiévreux fut réduit à douze. L'année suivante les mêmes précautions furent mises en usage avec plus de soins encore, il n'y eut que quatre ouvriers de malades ; la troisième année il n'y en eut qu'un. Ce moyen est simple et facile ; il n'est nullement dispendieux, et les résultats en sont trop satisfaisans pour que nous ne nous empressions pas de le recommander.

ARTICLE V.

Des habitations humides.

Rentrons dans nos demeures et veillons sur les causes qui sont à nos côtés, autour de nous, et que la plupart du temps nous n'appercevons ni ne soupçonnons point. Les maisons sont des isolateurs; leur objet et leur utilité sont d'enclore, de cerner, pour ainsi dire, une portion d'atmosphère; de la rendre indépendante de l'atmosphère extérieure; de recevoir plus difficilement les qualités de l'air du dehors; de varier infiniment moins que celui-ci; pour nous défendre de l'atteinte du froid, de la chaleur, de l'humidité, des exhalaisons, et nous mettre à l'abri des variations continuelles du jour et des saisons. Mais les mêmes motifs qui nous font clore nos demeures dans les mauvais temps, et lorsque l'air extérieur est plus nuisible que celui de nos habitations, ces motifs, dis-je, nous les font ouvrir lorsque l'air s'en est altéré ou corrompu. Si du moins nous ne sommes pas maîtres de l'atmosphère du dehors, nous le sommes de celle de nos appartemens, et nous pouvons gouverner l'air de notre chambre et de notre salon.

Cet air s'altère et nous nuit, 1°. s'il reste trop

renfermé et que nous n'ayons pas le soin de l'échanger avec celui du dehors dans les beaux momens de la journée ; car l'air intérieur vicié par le feu, les lumières et les vapeurs des appartemens, par la respiration des hommes et des animaux, a besoin d'être renouvelé ; 2°. si nous commettons l'imprudence d'ouvrir dans les mauvaises heures de la journée, dans les temps de la nuit, du serein, du brouillard ou des vapeurs ; 3°. encore l'atmosphère intérieure se chargera d'humidité, s'il se trouve des fluides en évaporation dans les appartemens, ce qui arrive par une faute qu'on soupçonne peu, mais qui est très-fréquente. On produit de l'évaporation lorsque l'on étend et qu'on fait sécher des linges, des papiers humides dans l'intérieur de son appartement; lorsqu'on place auprès de soi, pendant la nuit, des jardinières, des pots de fleurs, enfin de la terre ou d'autres corps humectés. On devroit même, si l'on étoit attentif à sa santé, faire que les liquides, comme l'eau, que l'on est obligé de laisser dans des vases chez soi, ne présentent à l'air que le moins de surface possible, et que par conséquent ces vases aient des ouvertures étroites et non pas des embouchures larges : autrement l'air s'empare de l'humidité et forme autour de nous un véritable brouillard, dont nous ne nous appercevons pas. Il ne faut pas croire qu'il soit besoin d'une grande quantité d'eau pour que l'air se sature et se charge de toute l'humidité qu'il peut dissoudre et tenir suspendue, et pour devenir par conséquent aussi nuisible qu'il peut l'être. Toutes ces attentions paroîtront minutieuses pour ceux qui ont des corps d'athlètes; mais les personnes frêles sont sensibles à toutes ces différences, et les malades s'en ressentent très-visiblement. 4°. Enfin, l'air intérieur devient nuisible, lorsque le corps du logis s'imprègne de vapeurs et d'humidité; lorsque les murs, les plafonds, le plancher, s'abreuvent d'eau. Nous devons nous arrêter à cette quatrième cause et la circonstancier, parce qu'elle est la plus permanente et la plus dangereuse de toutes. Le sol d'une maison peut se trouver au dessous du niveau des terres environnantes, et contracter l'humidité du voisinage, sur-tout si le terrain est lui-même habituellement abreuvé; s'il est de forme et de nature à retenir facilement les eaux qui abordent; si par conséquent ce sol est enfoncé, sans écoulement, et de qualité argileuse; s'il se trouve des sources, des voies d'eaux dans les environs. Les maisons elles-mêmes peuvent être tout entières dans un enfoncement, dominées et resserrées par d'autres édifices ou par des terrains élevés qui rendent l'air du bas étouffé et continuellement humide et malsain. Enfin, ces maisons ou ces quartiers peuvent être accidentellement atteints de l'humidité par des pluies abondantes, par des inondations.

Toutes ces causes produisent chaque jour des effets très-fréquens et très-considérables. Lorsque l'humidité ne fait que s'introduire passagèrement dans une demeure, comme nous l'avons supposé dans les trois premières causes, elle produit des accidens plus ou moins dangereux. Lorsqu'elle est habituelle, qu'elle tient au sol, qu'elle dépend de la disposition du lieu, elle mine lentement la constitution des individus; elle ruine la santé des enfans sur-tout, et les rend pâles et cachectiques. Quelqu'un, par exemple, qui parcourt en observateur les divers quartiers d'une grande ville, trouve mille remarques à faire sur son chemin : s'il entre dans les quartiers humides, étroits et bas, il rencontre des visages blêmes, livides, des gens attaqués de fièvres de long cours et de maladies de sérosités. Les santés et les tempéramens y sont analogues à ce froid humide et pénétrant dont on est saisi quand on traverse ces petites rues obscures, sales et humides. J'ai trouvé dans les portiers des maisons de Paris, des traits fort reconnoissables : c'est à ces rez-de-chaussée où ils habitent, c'est dans ces loges étroites, obscures et étouffées, qu'on rencontre des enfans pâles, maladifs, sujets au carreau, aux affections vermineuses, aux diarrhées, aux convulsions ; qu'on trouve des filles débiles et mal réglées, en un mot, des êtres étiolés, c'est-à-dire à qui il manque l'air et la lumière.

Une grande partie des règles que nous aurions à donner ici, se déduisent naturellement du fait même qui donne lieu aux accidens. Eviter ce qu'on a fait quand on s'est nui, est un principe naturel, et qui passe avant toute autre chose. Il faut opposer l'attention à l'imprévoyance ; et pour préciser davantage la règle des contraires, il faut opposer la chaleur au froid, la sécheresse, la ventilation, à l'humidité. Pour défendre une habitation de l'abord des effluves marécageux ou des vapeurs humides, on emploiera les moyens dont nous avons traité plus haut : on fermera son domicile de toutes parts dans les momens du jour les plus propres à répandre les exhalaisons. On fermera même dans tous les temps les ouvertures de la maison du côté des marécages. En général, dans les lieux malsains, il faut se préserver du vent qui a traversé les surfaces stagnantes. On doit encore se garantir des vents d'ouest, comme les plus humides chez nous, et recevoir de préférence ceux du nord et de l'orient. On pratiquera donc les ouvertures du côté du nord, de l'est ou du nord-est. L'on fera des plantations d'arbres entre la maison et les marais, pour intercepter une partie de leurs effluves, et pour corriger l'air de ce côté.

S'il est question simplement de dessécher un appartement qui a contracté l'humidité, on y parviendra en entretenant du feu dans les cheminées, et sur-tout en ouvrant de toutes parts dans la chaleur du jour, pour établir des courans d'air dans tous les sens. Les feux de l'intérieur faciliteront aussi ces courans, et accéléreront la circulation de l'air.

Dans les endroits bas, étroits, mal aérés, où séjournent un grand nombre de personnes saines malades, il se joint à l'humidité du local, des principes plus dangereux encore, qui partent des effluves corporels de la transpiration pulmonaire ou cutanée, et du centre des maladies. Tels sont les chambres des vaisseaux, les cales, les entreponts, les hôpitaux, les casernes, les corps-de-garde, etc. Il faut, pour tous ces endroits, une surveillance exacte et des moyens assidus. Il est quelquefois dangereux d'y allumer du feu, car il ne feroit que rendre l'air plus chaud, plus lourd, et augmenter l'activité des levains et des foyers putrides. Nous ne conseillerons donc pas ici, comme nous avons fait plus haut, la combustion des bois aromatiques, ni autres; mais il est de la plus grande importance de renouveler l'air par tous les moyens. On ouvrira les portes et les soupiraux; on établira des ventilateurs; on agitera les portes et les volets en façon d'éventails. Cook renouveloit et purifioit l'air des entre-ponts en faisant brûler de la poudre à canon. On pourra également s'en servir de la même manière, ou bien faire des détonnations de soufre et de salpêtre sur une pelle rougie au feu. On fera brûler de petites quantités de soufre; on pratiquera des fumigations de vinaigre. Il y a trois intentions à remplir: renouveler l'air, le rendre sec et le purifier. Pour cette dernière, c'est-à-dire la purification, le dégagement artificiel des vapeurs acides dans les lieux infects, il est un moyen qu'on a beaucoup vanté, et qui est effectivement préférable à beaucoup d'autres. Le procédé désinfecteur de M. Guyton-Morveaux est généralement connu; cependant nous donnerons ici la manière dont il se pratique.

Pour une chambre de dix pieds dans chaque dimension, on pourra verser demi-once d'acide sulfurique sur autant de salpêtre, et laisser évaporer à froid ;

Ou bien demi-once du même acide sur cinq gros de sel de cuisine ordinaire. On appelle fumigation muriatique, celle qui s'obtient par ce procédé, parce qu'il s'effectue un dégagement et une volatilisation de l'acide muriatique contenu dans le sel ordinaire.

Le procédé anticontagieux auquel on a donné la préférence, ne diffère de la fumigation muriatique ordinaire, que par l'addition d'une petite quantité d'oxyde noir de manganèse. Voici les proportions pour une salle de dix lits : Sel ordinaire demi-once et deux gros, oxyde noir de manganèse cinq gros, eau commune quatre onces, acide sulfurique concentré, approchant deux onces. On mêle toutes ces substances, et on laisse évaporer à froid, dans le local que l'on veut désinfecter.

En terminant ce long chapitre, nous examinerons ce qu'on doit attendre d'un moyen qui a été souvent conseillé et suivi pour assainir les endroits humides. Ce moyen, ce sont les lotions générales, les aspersions d'eau. Il semble que la contradiction est évidente, et qu'elle suffiroit pour éloigner cette pratique. On la jugera avec plus de certitude, si les faits encore viennent à l'appui de la présomption.

Il est en effet inconséquent et dangereux tout à la fois, d'ajouter l'humidité à l'humidité : plus elle se concentre et se rapproche de nous, plus aussi ses impressions sont funestes. Des vêtemens, du linge, des draps mouillés, appliqués immédiatement, peuvent causer bien des maux. Il en peut naître même des paralysies, comme on en voit un exemple dans Galien ; et l'observation en fournit d'autres preuves assez fréquentes. Chaque jour on rencontre des rhumatismes, des ophthalmies, des fièvres aiguës, qui sont dus à de pareilles causes ; et les exemples en seroient moins rares, si l'on s'attachoit à lier les événemens avec ce qui les produit. On court également les plus grands dangers en habitant un appartement qui a été long-temps renfermé ou baigné de l'humidité. A ce sujet, nous citerons ce qui est arrivé dans le faubourg de Leopoldstadt, à Vienne. Il fut inondé par le Danube en 1744 ; ce faubourg fut long-temps avant de s'assainir : pendant plusieurs années il y régna des fièvres intermittentes qui respectèrent les autres quartiers de la ville. En 1750, on voyoit encore des marques très-sensibles de l'inondation ; l'humidité traversoit les murs, pourrissoit les meubles ;

tout étoit moisi dans les maisons, sur-tout au rez-de-chaussée. On ne remarquoit nulle part dans Vienne, des visages aussi pâles que dans ce quartier. Ceux qui habitent des maisons nouvellement bâties, sur-tout celles dont les pierres sont trop fraîchement tirées de la carrière, ou les bois encore verts, s'exposent à une foule d'infirmités pour la vie. Hippocrate nous transmet ce qui arriva à un certain Hermocrate qui fut attaqué d'une fièvre violente avec surdité, pour avoir couché près d'un mur neuf.

Que dirons-nous de l'usage où sont certains peuples d'arroser leurs habitations ? Les Anglais et les Hollandais mettent un grand soin à faire laver l'extérieur et le dedans de leurs maisons, du haut jusqu'au bas, une et même deux fois par semaine. Croirons-nous cette pratique justifiée parce qu'elle est générale ? Elle tient, il est vrai, à un goût extrême de ces deux peuples pour la propreté. Le but est louable et infiniment utile; mais nous proposerons nos doutes sur le moyen dont on se sert pour y arriver. L'ordre et l'exacte propreté sont des qualités infiniment précieuses : non seulement elles sont, pour les personnes délicates et de bon goût, un des principaux agrémens de la vie; elles relèvent toutes les jouissances; mais encore elles peuvent être regardées comme le premier soin qu'on doive aux malades, et comme le premier moyen de purifier les corps et l'air; elles rentrent donc indispensablement dans l'ordre des conseils que nous nous sommes attachés à donner dans cet ouvrage. Cependant il faut que les soins de la propreté n'entraînent pas eux-mêmes de graves inconvéniens ; il faut l'acheter par un peu de peine, par des attentions scrupuleuses et souvent renouvelées ; mais non par des indispositions ou des maladies. Dans les villes des pays dont nous parlons, on trouve que les habitans sont en général d'un teint pâle, d'un caractère composé ou triste; sont très-sujets à la goutte, aux humeurs froides; les ophthalmies, les fluxions sur les mâchoires et la perte des dents, sont leurs maladies familières. Ils ont de la disposition à acquérir beaucoup d'embonpoint ; or, l'embonpoint excessif est plutôt un commencement de maladie qu'un signe de vigoureuse santé. Toutes ces mauvaises dispositions tiennent essentiellement aux effets de l'humidité. Je ne prétends pas dire que dans ces pays, le lavage des maisons soit le principe de tous ces maux; mais je pense qu'il y contribue beaucoup, et qu'il ne fait que seconder les influences du climat. Des médecins ont observé que les maisons dont les appartemens et les planchers étoient journellement lavés et arrosés, étoient aussi celles où l'on traitoit le plus de maladies de toute espèce, et sur-tout des rhumatismes et des flux de ventre. Il est sûr qu'il faut très-peu de chose pour causer des accidens graves. Des appartemens nouvellement blanchis ou fraîchement collés, causent promptement des maladies à ceux qui les habitent trop tôt. Hoffmann nous cite dans ce genre un événement bien funeste : trois enfans périrent d'une esquinancie, pour avoir couché dans une chambre qu'on venoit de blanchir à la chaux.

S'il est des moyens qui puissent corriger, dessécher l'atmosphère dans les villes maritimes, ce sont ceux-là qu'il faudroit employer. Il est des contrées du globe, comme l'Inde, où les aspersions, les ablutions corporelles, les bains, sont commandés et mis en usage continuellement. Mais dans ces contrées, l'emploi continuel de l'eau en lotions ou en évaporation, est un besoin constant, aussi bien qu'un objet de volupté, et n'entraîne aucun inconvénient. Là, une terre brûlante a promptement absorbé les moindres gouttes d'humidité ; un soleil chaud saisit avec force et enlève avec rapidité l'humidité radicale de tous les corps. L'ombre, la fraîcheur, l'évaporation produisent dans ces climats un bien naturel. Mais dans nos climats, mais sous le ciel nébuleux de l'Angleterre, au milieu des brouillards de la Hollande, l'humidité artificielle introduit, dans l'intérieur des habitations, de nouveaux brouillards et de nouvelles causes de mauvaise santé.

Je n'avois dessein que de donner quelques apperçus : insensiblement, j'ai fait un traité assez complet de l'humidité. L'importance du sujet, l'intérêt des circonstances actuelles qui ont amené des maladies qui peuvent devenir de plus en plus graves et meurtrières, si la même constitution atmosphérique continue, comme il est à craindre ; tout cela m'a fait passer les bornes que je m'étois prescrites. La matière que j'ai traitée est un des plus grands sujets de la médecine ; car l'air peut être compté comme une des principales causes des maladies ; et de toutes les influences de l'air, la plus forte et la plus nuisible est celle de l'humidité. C'est donc aussi un des six chapitres de l'hygiène que l'on trouvera dans ce livre, pour tout ce qui a rapport à l'air humide et aux vapeurs marécageuses. Je ne puis que demander grace pour ce foible écrit. J'ai tiré de mes manuscrits plusieurs de ces chapitres ; on ne verra que trop les défauts, les interruptions et les disparates. Mon principal objet a été de présenter des vues et sur-tout les faits connus relativement au sujet que je traite; ils y sont tous, d'une manière implicite ou dans leurs détails. J'ignore de quels suffrages je puis m'honorer; mais j'ai écrit pour les agriculteurs simples et indulgens. Si j'avois réussi à leur plaire et à leur être utile, j'aurois atteint mon but et trouvé la seule récompense que je pourrois espérer.

FIN

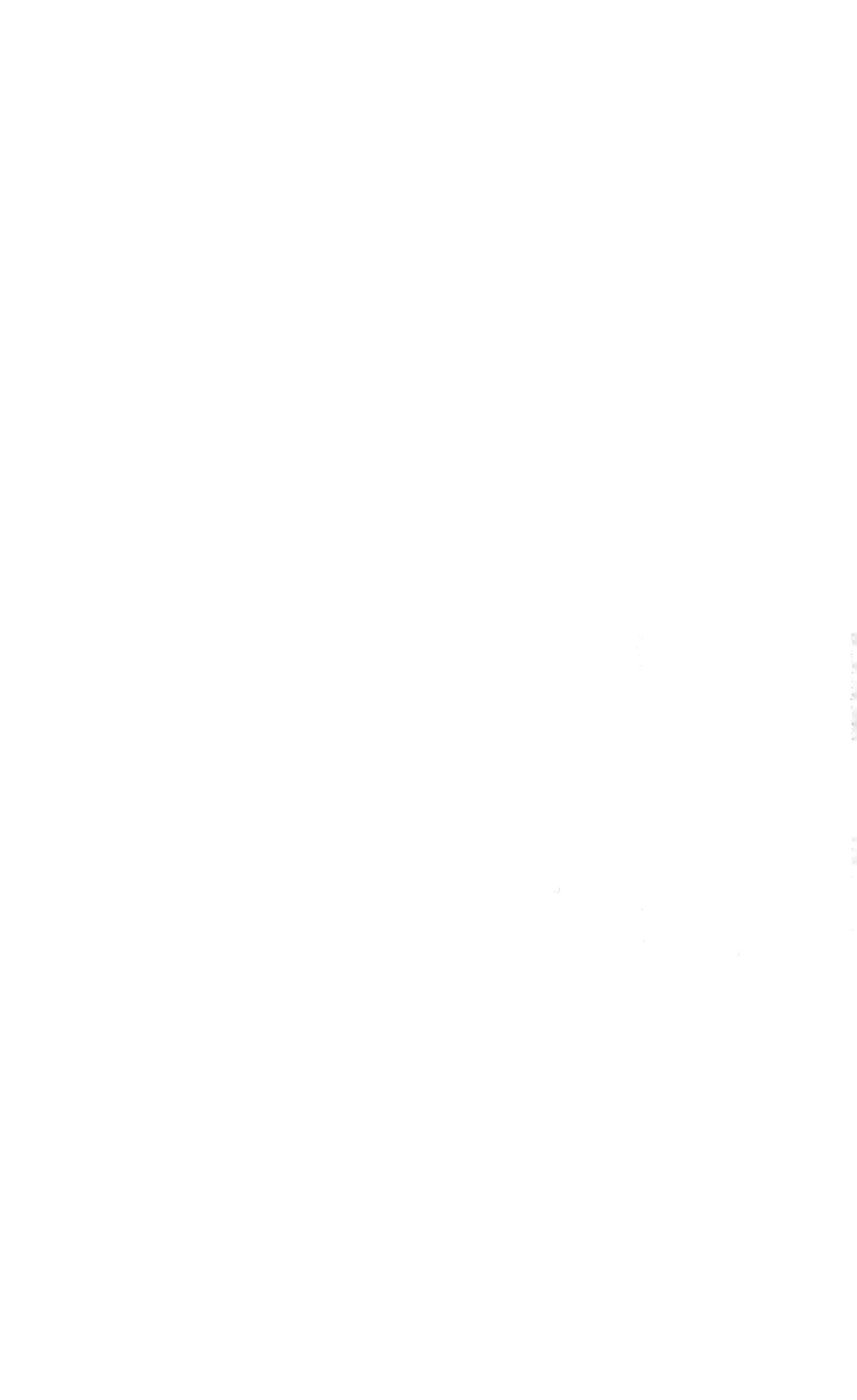

www.ingramcontent.com/pod-product-compliance
Ingram Content Group UK Ltd.
Pitfield, Milton Keynes, MK11 3LW, UK
UKHW012225240726
13966UKWH00003B/963